彩色图解
经络取穴

南 征 ◎ 主审
谢 天 刘世林 韩英慧 ◎ 主编

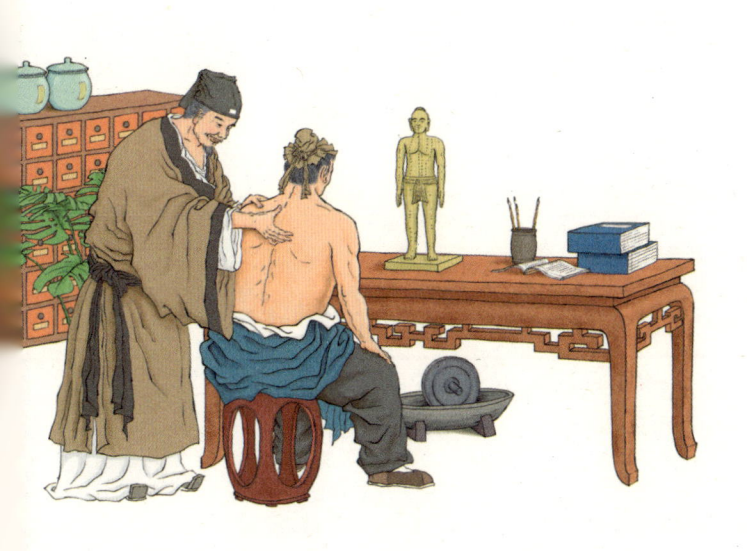

吉林科学技术出版社

图书在版编目（CIP）数据

彩色图解经络取穴 / 谢天，刘世林，韩英慧主编.
长春：吉林科学技术出版社，2025.4. -- ISBN 978-7
-5744-1415-0

Ⅰ. R224-64

中国国家版本馆CIP数据核字第2024LJ8151号

彩色图解经络取穴
CAISE TUJIE JINGLUO QUXUE

主　　审	南　征
主　　编	谢　天　刘世林　韩英慧
副 主 编	姜　剑　潘殿伟　姜　斌　马天姝　王　宇　张　鑫
	王　璐　孙　立　林立森　刘菲菲
出 版 人	宛　霞
责任编辑	张延明
摄影模特	董月珉　王方明
制　　版	长春美印图文设计有限公司
幅面尺寸	170 mm × 240 mm
开　　本	16
字　　数	200千字
印　　张	12
印　　数	1～7 000册
版　　次	2025年4月第1版
印　　次	2025年4月第1次印刷

出　　版	吉林科学技术出版社
发　　行	吉林科学技术出版社
地　　址	长春市净月区福祉大路5788号出版集团A座
邮　　编	130118
发行部电话/传真	0431-81629529　81629530　81629531
	81629532　81629533　81629534
储运部电话	0431-86059116
编辑部电话	0431-81629380
印　　刷	三河市万龙印装有限公司

书　　号	ISBN 978-7-5744-1415-0
定　　价	69.00元（赠标准全身经络穴位挂图）

版权所有　翻印必究　　举报电话：0431-81629380

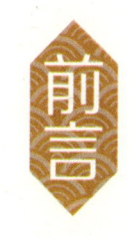

传世瑰宝
——家中的"保健医师"

前言

中医，千百年来流传于中华大地，已经融入我们的血脉中，是中华儿女与病魔做斗争的神兵利器。其精妙的医学理论，丰富的诊疗手段，使无数的中华儿女病痛解除，重获健康。而中医的外治疗法，包括按摩、针灸、刮痧、拔罐等，因其疗效显著、操作方便、经济实惠而受到老百姓的喜爱。很多人通过学习一些简单的治疗方法可以在家中进行自我保健治疗，既免去了往返医院的奔波之苦，又节约了看病、吃药的开销，可谓一举多得。

本系列图书以中医学外治疗法及取穴法为主，包括按摩疗法、艾灸疗法、刮痧疗法、简便取穴法。每本图书都是作者根据自己多年的临床经验集结而成，是精心总结的一套适合老百姓在家中自我治疗的方法。不仅能有效地治疗和祛除常见病证，还具有安全无创伤、简单实用花费少、无不良反应的特点，而我们出版人也期望这些健康之法能走入千家万户，为百姓的身体健康保驾护航。

本系列图书全面系统地介绍了各种疗法的基础理论、注意事项和操作方法，内容不仅科学严谨，而且通俗易懂，使读者一看就懂，一学就会。同时，本系列图书列举了从头疼脑热、感冒咳嗽、颈肩腰痛，到糖尿病、高血压、高脂血症、心脑血管等疾病的中医外治疗法中的经典选穴配方和操作方法，简单实用，每一种方法都配有分步详解图示，没有任何医学基础的人也能学会如何操作。

现在，很多人的生活方式都不健康，大多数人都处于亚健康状态中，人们需要掌握几种可以使自己健康的手段。按摩疗法、艾灸疗法、刮痧疗法、简便取穴法都是祖国医学的传世瑰宝，学习本套图书中的自然疗法可以帮助我们修身齐家、延年益寿，我们何乐而不为呢。

当然，任何一种疗法都有其自身的局限性，我们在为读者提供一种治病、养生方法的同时，提醒大家：如果经一段时间的自我治疗没有达到理想的效果，或病情有加重的趋势，应及时就医，以免延误病情。

目 录 CONTENTS

第一章　腧穴基础知识

● 经络与腧穴……………………… 018
　中医经络的基础知识…………… 018
　《黄帝内经》成书标志着经络学说的
　　形成………………………… 018
　经络的组成与十二经脉的
　　气血循环流注……………… 018
　腧穴的基础知识………………… 019
　腧穴的分类……………………… 019
● 腧穴的定位法…………………… 020
　手指同身寸定位法……………… 020
　简化分寸定位法………………… 021
　体表解剖标志定位法…………… 021
　骨度分寸定位法………………… 022

第二章　手太阴肺经

中　府…………………………… 026
云　门…………………………… 026
天　府…………………………… 026
侠　白…………………………… 027
尺　泽…………………………… 027
孔　最…………………………… 027

列　缺…………………………… 028
经　渠…………………………… 028
太　渊…………………………… 028
鱼　际…………………………… 029
少　商…………………………… 029

第三章　手阳明大肠经

商　阳…………………………… 032
二　间…………………………… 032

三　间 …… 032	巨　髎 …… 040
合　谷 …… 033	地　仓 …… 041
阳　溪 …… 033	大　迎 …… 041
偏　历 …… 033	颊　车 …… 041
温　溜 …… 034	下　关 …… 042
下　廉 …… 034	头　维 …… 042
上　廉 …… 034	人　迎 …… 042
手三里 …… 035	水　突 …… 043
曲　池 …… 035	气　舍 …… 043
肘　髎 …… 035	缺　盆 …… 043
手五里 …… 036	气　户 …… 044
臂　臑 …… 036	库　房 …… 044
肩　髃 …… 036	屋　翳 …… 044
巨　骨 …… 037	膺　窗 …… 045
天　鼎 …… 037	乳　中 …… 045
扶　突 …… 037	乳　根 …… 045
口禾髎 …… 038	不　容 …… 046
迎　香 …… 038	承　满 …… 046
	梁　门 …… 046
第四章　足阳明胃经	关　门 …… 047
承　泣 …… 040	太　乙 …… 047
四　白 …… 040	滑肉门 …… 047

天　枢	048	**第五章　足太阴脾经**	
外　陵	048	隐　白	056
大　巨	048	大　都	056
水　道	049	太　白	056
归　来	049	公　孙	057
气　冲	049	商　丘	057
髀　关	050	三阴交	057
伏　兔	050	漏　谷	058
阴　市	050	地　机	058
梁　丘	051	阴陵泉	058
犊　鼻	051	血　海	059
足三里	051	箕　门	059
上巨虚	052	冲　门	059
条　口	052	府　舍	060
下巨虚	052	腹　结	060
丰　隆	053	大　横	060
解　溪	053	腹　哀	061
冲　阳	053	食　窦	061
陷　谷	054	天　溪	061
内　庭	054	胸　乡	062
厉　兑	054	周　荣	062
		大　包	062

第六章　手少阴心经

极　泉……………………064
青　灵……………………064
少　海……………………064
灵　道……………………065
通　里……………………065
阴　郄……………………065
神　门……………………066
少　府……………………066
少　冲……………………066

第七章　手太阳小肠经

少　泽……………………068
前　谷……………………068
后　溪……………………068
腕　骨……………………069
阳　谷……………………069
养　老……………………069
支　正……………………070
小　海……………………070
肩　贞……………………070
臑　俞……………………071
天　宗……………………071
秉　风……………………071
曲　垣……………………072
肩外俞……………………072
肩中俞……………………072
天　窗……………………073
天　容……………………073
颧　髎……………………073
听　宫……………………074

第八章　足太阳膀胱经

睛　明	076
攒　竹	076
眉　冲	076
曲　差	077
五　处	077
承　光	077
通　天	078
络　却	078
玉　枕	078
天　柱	079
大　杼	079
风　门	079
肺　俞	080
厥阴俞	080
心　俞	080
督　俞	081
膈　俞	081
肝　俞	081
胆　俞	082
脾　俞	082
胃　俞	082
三焦俞	083
肾　俞	083
气海俞	083
大肠俞	084
关元俞	084
小肠俞	084
膀胱俞	085

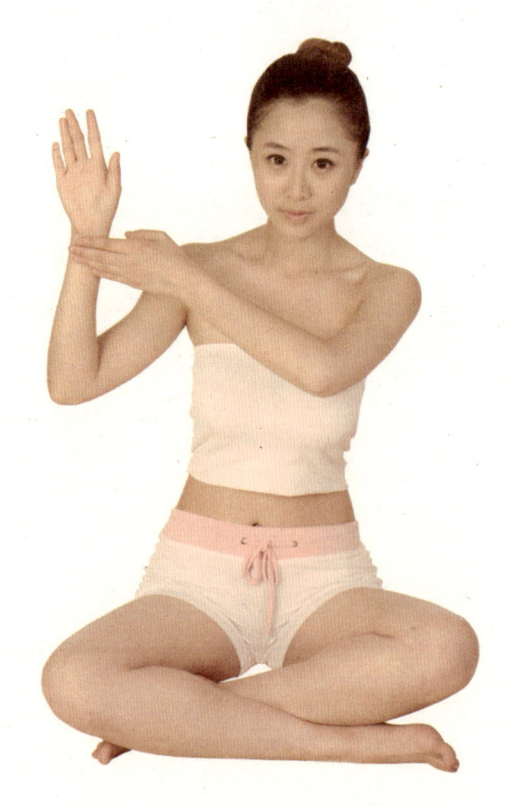

中膂俞	085	肓　门	092
白环俞	085	志　室	093
上　髎	086	胞　肓	093
次　髎	086	秩　边	093
中　髎	086	合　阳	094
下　髎	087	承　筋	094
会　阳	087	承　山	094
承　扶	087	飞　扬	095
殷　门	088	跗　阳	095
浮　郄	088	昆　仑	095
委　阳	088	仆　参	096
委　中	089	申　脉	096
附　分	089	金　门	096
魄　户	089	京　骨	097
膏　肓	090	束　骨	097
神　堂	090	足通谷	097
譩　譆	090	至　阴	098
膈　关	091		
魂　门	091	**第九章　足少阴肾经**	
阳　纲	091	涌　泉	100
意　舍	092	然　谷	100
胃　仓	092	太　溪	100

大　钟 …… 101	彧　中 …… 108
水　泉 …… 101	俞　府 …… 108
照　海 …… 101	
复　溜 …… 102	**第十章　手厥阴心包经**
交　信 …… 102	天　池 …… 110
筑　宾 …… 102	天　泉 …… 110
阴　谷 …… 103	曲　泽 …… 110
横　骨 …… 103	郄　门 …… 111
大　赫 …… 103	
气　穴 …… 104	
四　满 …… 104	
中　注 …… 104	
肓　俞 …… 105	
商　曲 …… 105	
石　关 …… 105	
阴　都 …… 106	
腹通谷 …… 106	
幽　门 …… 106	
步　廊 …… 107	
神　封 …… 107	
灵　墟 …… 107	
神　藏 …… 108	

间　使	……………………	111
内　关	……………………	111
大　陵	……………………	112
劳　宫	……………………	112
中　冲	……………………	112

第十一章　手少阳三焦经

关　冲	……………………	114
液　门	……………………	114
中　渚	……………………	114
阳　池	……………………	115
外　关	……………………	115
支　沟	……………………	115
会　宗	……………………	116
三阳络	……………………	116
四　渎	……………………	116
天　井	……………………	117
清冷渊	……………………	117
消　泺	……………………	117
臑　会	……………………	118
肩　髎	……………………	118
天　髎	……………………	118

天　牖	……………………	119
翳　风	……………………	119
瘛　脉	……………………	119
颅　息	……………………	120
角　孙	……………………	120
耳　门	……………………	120
耳和髎	……………………	121
丝竹空	……………………	121

第十二章　足少阳胆经

瞳子髎	……………………	124
听　会	……………………	124
上　关	……………………	124
颔　厌	……………………	125
悬　颅	……………………	125
悬　厘	……………………	125
曲　鬓	……………………	126
率　谷	……………………	126
天　冲	……………………	126
浮　白	……………………	127
头窍阴	……………………	127
完　骨	……………………	127

011

本　神 ……………………	128
阳　白 ……………………	128
头临泣 ……………………	128
目　窗 ……………………	129
正　营 ……………………	129
承　灵 ……………………	129
脑　空 ……………………	130
风　池 ……………………	130
肩　井 ……………………	130
渊　腋 ……………………	131
辄　筋 ……………………	131
日　月 ……………………	131
京　门 ……………………	132
带　脉 ……………………	132
五　枢 ……………………	132
维　道 ……………………	133
居　髎 ……………………	133
环　跳 ……………………	133
风　市 ……………………	134
中　渎 ……………………	134
膝阳关 ……………………	134
阳陵泉 ……………………	135
阳　交 ……………………	135
外　丘 ……………………	135
光　明 ……………………	136
阳　辅 ……………………	136
悬　钟 ……………………	136
丘　墟 ……………………	137
足临泣 ……………………	137
地五会 ……………………	137

侠 溪	……………	138	腰阳关 ……………	146
足窍阴	……………	138	命 门 ……………	147
			悬 枢 ……………	147
			脊 中 ……………	147

第十三章　足厥阴肝经

			中 枢 ……………	148
大 敦	……………	140	筋 缩 ……………	148
行 间	……………	140	至 阳 ……………	148
太 冲	……………	140	灵 台 ……………	149
中 封	……………	141	神 道 ……………	149
蠡 沟	……………	141	身 柱 ……………	149
中 都	……………	141	陶 道 ……………	150
膝 关	……………	142	大 椎 ……………	150
曲 泉	……………	142	哑 门 ……………	150
阴 包	……………	142	风 府 ……………	151
足五里	……………	143	脑 户 ……………	151
阴 廉	……………	143	强 间 ……………	151
急 脉	……………	143	后 顶 ……………	152
章 门	……………	144	百 会 ……………	152
期 门	……………	144	前 顶 ……………	152
			囟 会 ……………	153

第十四章　督脉

		上 星 ……………	153
长 强	…………… 146	神 庭 ……………	153
腰 俞	…………… 146		

素髎 ········· 154	膻中 ········· 163
水沟 ········· 154	玉堂 ········· 163
兑端 ········· 154	紫宫 ········· 164
龈交 ········· 155	华盖 ········· 164
	璇玑 ········· 164
	天突 ········· 165
第十五章 任脉	廉泉 ········· 165
会阴 ········· 158	承浆 ········· 165
曲骨 ········· 158	
中极 ········· 158	
关元 ········· 159	**第十六章 经外奇穴**
石门 ········· 159	● 头面部奇穴 ········· 168
气海 ········· 159	四神聪 ········· 168
阴交 ········· 160	当阳 ········· 168
神阙 ········· 160	印堂 ········· 169
水分 ········· 160	鱼腰 ········· 169
下脘 ········· 161	太阳 ········· 169
建里 ········· 161	耳尖 ········· 170
中脘 ········· 161	球后 ········· 170
上脘 ········· 162	上迎香 ········· 170
巨阙 ········· 162	内迎香 ········· 171
鸠尾 ········· 162	聚泉 ········· 171
中庭 ········· 163	海泉 ········· 171

金　津	172	小骨空	179
玉　液	172	腰痛点	179
翳　明	172	外劳宫	180
颈百劳	173	八　邪	180
●胸腹部奇穴	173	四　缝	180
子　宫	173	十　宣	181
●背部奇穴	174	●下肢奇穴	181
定　喘	174	髋　骨	181
夹　脊	174	鹤　顶	182
胃脘下俞	175	百虫窝	182
痞　根	175	内膝眼	182
下极俞	175	外膝眼	183
腰　宜	176	胆　囊	183
腰　眼	176	阑　尾	183
十七椎	176	内踝尖	184
腰　奇	177	外踝尖	184
●上肢奇穴	177	八　风	184
肘　尖	177	独　阴	185
二　白	178	气　端	185
中　泉	178		
中　魁	178	附录1　常见病症取穴操作速查表 186
大骨空	179	附录2　生活保健取穴操作速查表 189

015

黄帝内经·灵枢记载："经脉十二者，伏行分肉之间，深而不见……"经络在人体内是看不见摸不着的，如何快速准确地找到经络及经络上的穴位成为广大读者和中医爱好者的烦恼。古人云："学医不知经络，开口动手便错。"本书将为您解决这一难题，使您再也不会为取穴治疗而发愁、犯难。

第一章 腧穴基础知识

经络与腧穴

> 经络是人体内运行气血的通道。"经"，有路径的含义，为直行的主干；"络"有网络的含义，为侧行的分支。经络纵横交错，遍布全身，是人体重要的组成部分。腧穴是人体脏腑经络之气输注于体表的特殊部位。"腧"有转输、输注的含义，言经气转输之义；"穴"，即孔隙的意思，言经气所居之处。

中医经络的基础知识

经络，是经脉和络脉的总称，它们是人体内运行气血的通路，经脉担负着运行气血、营养全身和沟通内外、贯通上下的重要功能，《黄帝内经·灵枢·本脏》（下文省略"黄帝内经"）指出"经脉者，所以行血气而营阴阳，濡筋骨，利关节者也"，在《灵枢·海论》指出："夫十二经脉者，内属于腑脏，外络于肢节"，说明经络的联络功能把人体的五脏六腑、四肢百骸等这些人体的组成部分联系成为一个有机的整体，并通过经络"营阴阳、濡筋骨、利关节"等作用保证了人体各部功能活动的正常进行，实现了全身各部之间的沟通联系与和谐统一。

《黄帝内经》成书标志着经络学说的形成

《黄帝内经》成书标志着经络学说已基本形成。在这部巨著中，有关十二经脉循行分布、脏腑经络、走向衔接、循环流注、各经病候及标本、根结已有详尽论述，而且对经别、经筋、皮部、十五络脉和奇经八脉的分布作用，以及经络的生理功能等均有阐述。这些论述已形成了经络学说的轮廓和理论体系，对后世产生了深远的影响。

经络的组成与十二经脉的气血循环流注

经络系统由经脉和络脉组成，其中经脉包括十二经脉、奇经八脉，以及附属于十二经脉的十二经别、十二经筋、十二皮部；络脉包括十五络脉和难以计数的浮络、孙络等。本书将主要介绍十二经脉与督、任二脉，共十四条经脉上的腧穴，外加经外奇穴。

十二经脉的气血流注从肺经开始逐经相传，至肝经而终再由肝经复传于肺经，如此构成周而复始、如环无端的循环系统。（如右图所示）

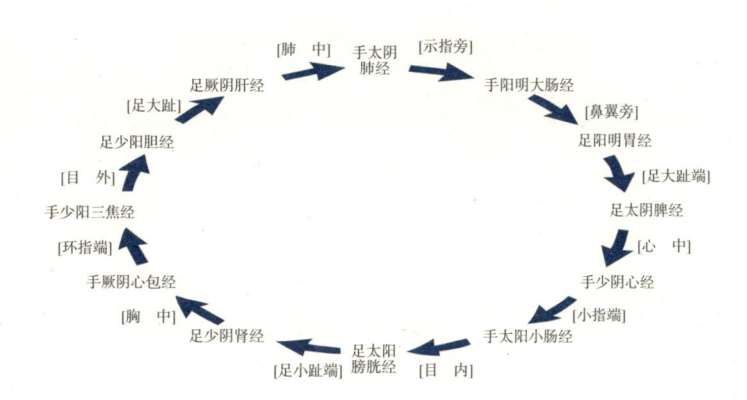

```
[足大趾] ← 足厥阴肝经 ← [肺中] 手太阴肺经 → [示指旁] → 手阳明大肠经
足少阳胆经                                                      [鼻翼旁] ↓
[目外] ↑                                                        足阳明胃经
手少阳三焦经                                                    [足大趾端] ↓
[环指端] ↑                                                      足太阴脾经
手厥阴心包经                                                    [心中] ↓
[胸中] ↑                                                        手少阴心经
足少阴肾经 ← [足小趾端] 足太阳膀胱经 ← [目内] 手太阳小肠经 ← [小指端]
```

腧穴的基础知识

腧穴是人体脏腑经络之气输注于体表的部位，是针灸治疗疾病的刺激点。腧与"输"通，有转输、输注的含义；"穴"即孔隙。所以，腧穴的本义即指人体脏腑经络之气转输或输注于体表的肌肉腠理和骨节交会的特定的孔隙。故《灵枢·小针解》曰："节之交三百六十五会者，络脉之渗灌诸节者也。"《灵枢·九针十二原》对腧穴的论述也指出："节之交，三百六十五会……所言节者，神气之所游行出入也，非皮肉筋骨也。"

腧穴的分类

人体的腧穴很多，总括起来可分成三类，即：十四经穴、奇穴、阿是穴。

1. 十四经穴

简称"经穴"，是指归属于十二正经和任脉、督脉循行路线上的腧穴。其特点是均有固定的名称、固定的位置、固定的归经和相对固定的主治功用，而且多具有主治本经病证的共同作用，是腧穴的主要部分。

2. 奇穴

是指未列入十四经脉系统的有固定名称和定位的腧穴。其特点是有固定的名称、定位和主治，但无归经。它们的主治范围比较单一，多数对某些病症有特殊疗效。有些穴位命名和取穴方法较为奇特，故名经外奇穴。历代对奇穴记载不一，也有一些奇穴在发展过程中被划归为经穴。

3. 阿是穴

是指既无固定名称，亦无固定位置，而是以压痛点或病变局部或其他反应点等作为针灸施术部位的一类腧穴。唐代孙思邈的《备急千金要方》载："有阿是之法，言人有病痛，即令捏其上，若里当其处，不问孔穴，即得便快成痛处，即云阿是，灸刺皆验，故曰阿是穴也。"故阿是穴无一定数目。

腧穴的定位法

中医外治法，强调准确取穴。《灵枢·邪气脏腑病形》指出："刺此者，必中气穴，无中肉节。"《备急千金要方》亦载："灸时孔穴不正，无益于事，徒破好肉耳。"为了准确取穴，必须掌握好腧穴定位方法。

手指同身寸定位法

以本人手指为标准尺寸来量取腧穴的定位方法称为"手指同身寸定位法"，简称指寸定位法。因每个人手指的长度和宽度与其他部位有着一定的比例关系，所以可用本人的手来测量定穴，且测量身体其他部位也比较准确。

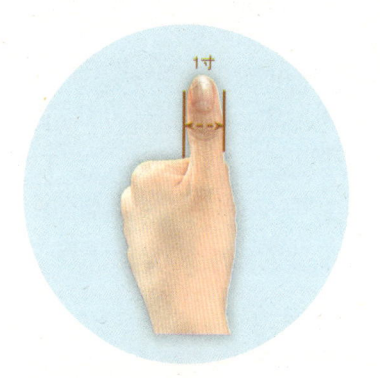

拇指同身寸

拇指同身寸是以自己的拇指指关节的宽度作为1寸，所以1寸的取法统称为"1横指"，适用于四肢部的直寸取穴。

中指同身寸

中指同身寸是以自己手指的中指中节屈曲时，内侧两端横纹头之间的距离作为1寸，可用于四肢部取穴的直寸和背部取穴的横寸。

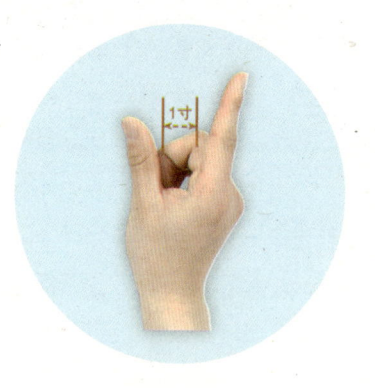

横指同身寸

被取穴者手四指并拢，以其中指中节横纹为准，其四指的宽度作为3寸。四指相并名曰"一夫"，用横指同身寸法量取腧穴，又名"一夫法"。

简化分寸定位法

所谓简化分寸定位法，就是在传统手指同身寸定位法的基础上衍化而来的一种取穴方法。此方法分为"1.5寸取法"和"2寸取法"两种，此方法适合初学者使用，便于更快地查找到穴位的位置。

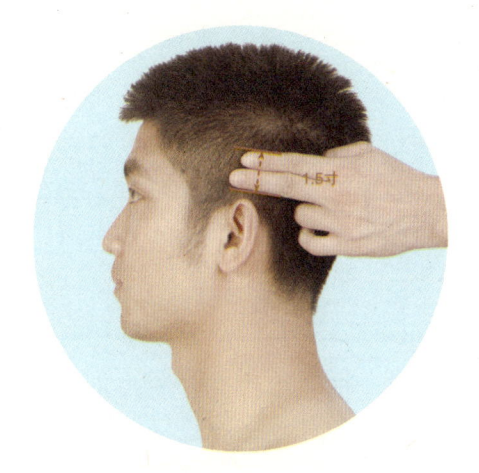

二指定位法

示指、中指并拢，以中指末节（近手指末端的指关节）横纹处为准，二指宽度作为1.5寸。

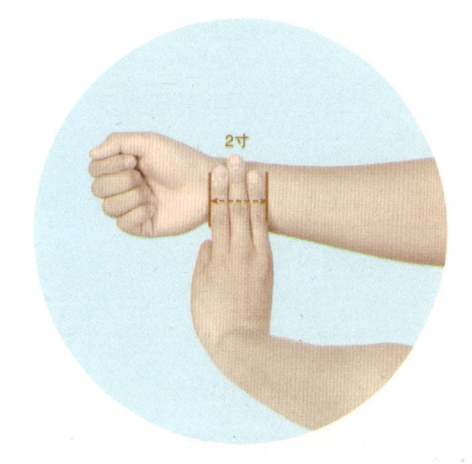

三指定位法

除拇指与小指之外的三只手指并拢，以中指末节（近手指末端的指关节）横纹处为准，三指宽度作为2寸。

体表解剖标志定位法

体表解剖标志定位法，是以人体解剖学的各种体表标志为依据来确定腧穴位置的方法。人体体表解剖标志可分为固定的标志和活动的标志两种。

1. 固定的标志

指各部位由骨节、肌肉所形成的突起、凹陷及五官轮廓、发际、指（趾）甲、乳头、肚脐等，是在自然姿势下可见的标志，可以借助这些标志确定腧穴的位置。

2. 活动的标志

指各部的关节、肌肉、肌腱、皮肤随着活动而出现的空隙、凹陷、皱纹、尖端等，即在活动状态下才会出现的标志，据此亦可确定腧穴的位置。

骨度分寸定位法

骨度分寸定位法是以人体体表骨节为标志，用两骨节之间的长度折量为一定的分寸，并依此按比例折算确定腧穴位置的方法。

部位	起止点	折量分寸	度量法	说明
头部	前发际正中至后发际正中	12寸	直寸	如前后发际不明，眉心至前发际加3寸；大椎至后发际加3寸；眉心至大椎为18寸
	前额两发角之间	9寸	横寸	
	两耳后高骨（乳突）之间	9寸	横寸	
胸腹部	心口窝（胸剑联合中点）至脐中	8寸	直寸	前正中线旁开的胸胁部取穴骨度，一般根据腹部的脐中至耻骨联合计算
	脐中至耻骨联合上缘	5寸	直寸	
	两乳头连线之间	8寸	横寸	
背腰部	第7颈椎（大椎）以下至尾骶骨	21寸	直寸	第3胸椎下与肩胛冈脊柱缘平齐；第7胸椎下与肩胛下角平齐；第2腰椎下与肋弓下缘或肚脐平齐；第4腰椎下与髂棘平齐
	肩胛骨内侧缘至后正中线	3寸	横寸	
上肢部	腋前、后纹头至肘横纹	9寸	直寸	
	肘横纹至腕掌侧横纹	12寸		
下肢部	股骨大转子至膝中	19寸	直寸	膝中的水平线，前平膝盖下缘；后平腘横纹；臀横纹至膝中为14寸
	耻骨联合上缘至股骨内上髁上缘	18寸		
	膝中至外踝尖	16寸		
	膝关节内下方高直寸骨下至内踝高点	13寸	直寸	

骨度分寸定位法配图

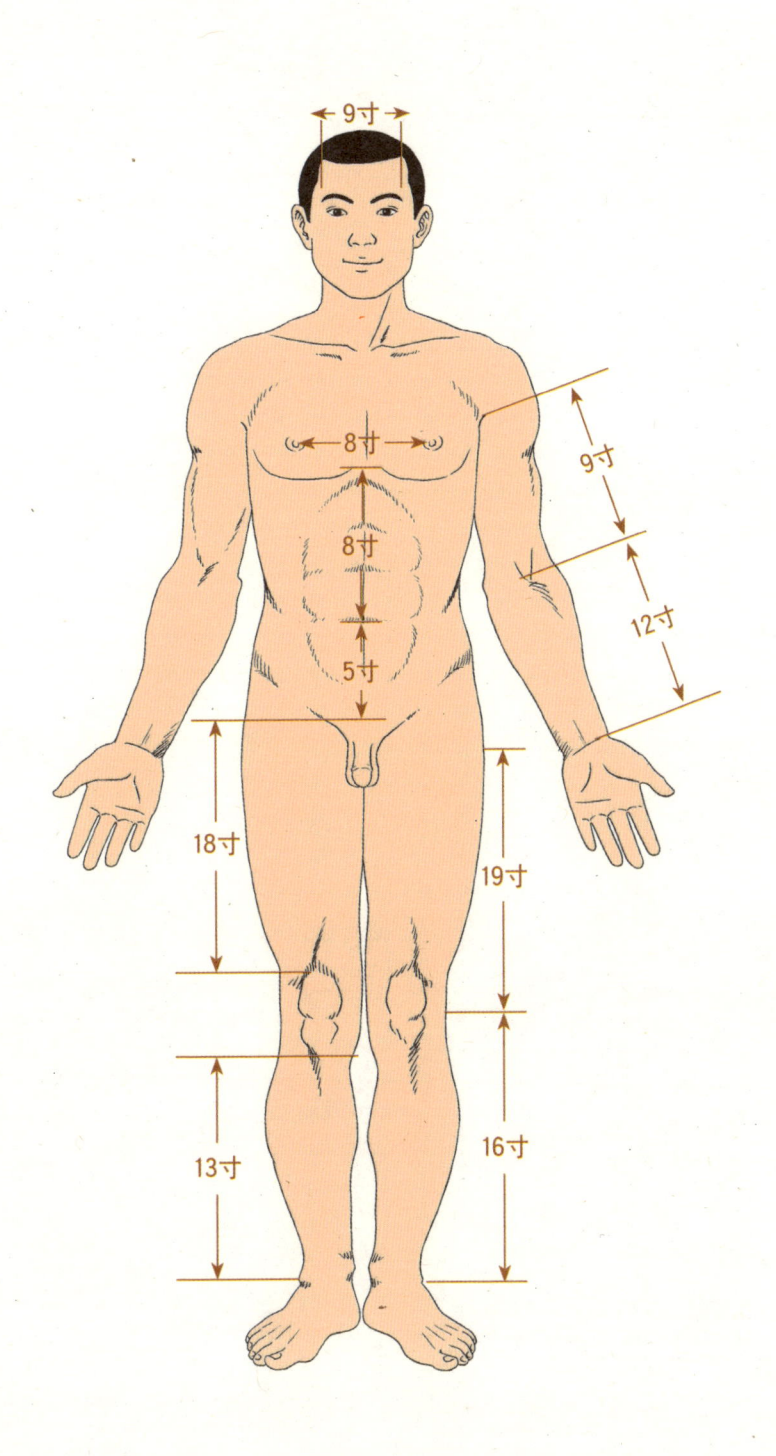

"人始生,先成精,精成而脑髓生,骨为干,脉为营,筋为刚,肉为墙,皮肤坚而毛发长。谷入于胃,脉道以通,血气乃行。"——灵枢·经脉

第二章 手太阴肺经

中府

功效 清肺止咳，泻热平喘，通络止痛。
主治 咳嗽、气喘、肺胀满等肺部疾患，胸痛，肩背痛。

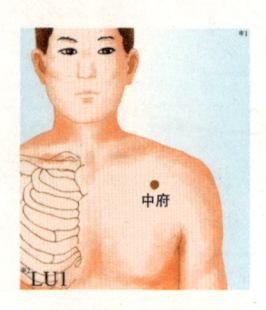

定位取法 在胸前壁外上方，胸前正中线旁开6寸，平第1肋间隙处。

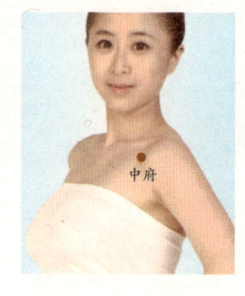

简便取法 身体正直站立，双手叉腰，锁骨外侧端下方有一凹陷处再向下1横指距离（1寸）处即中府穴。

云门

功效 益气清肺，止咳平喘，泻热通络。
主治 咳嗽、气喘等肺部疾患，胸痛，肩背痛。

定位取法 在胸前壁外上方，肩胛骨喙突上方，胸前正中线旁开6寸，锁骨下窝凹陷处。

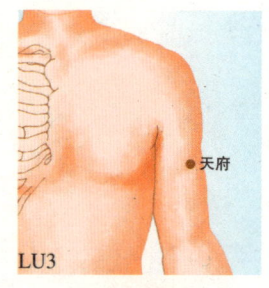

简便取法 身体正直站立，双手叉腰，在锁骨外端下缘出现一个三角形的凹陷（锁骨下窝凹），其中心即云门穴。

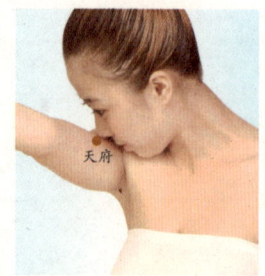

天府

功效 理气平喘，清肺泻热，安神定志，通络止痛。
主治 咳嗽，气喘，鼻出血，瘿气（甲状腺功能亢进），上臂内侧痛。

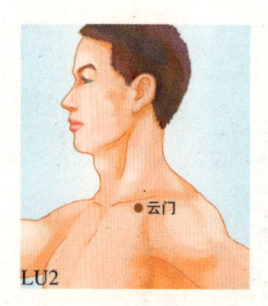

定位取法 在臂内侧面，肱二头肌桡侧缘，腋前纹头下3寸处。

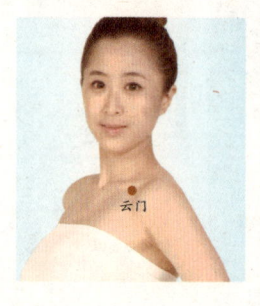

简便取法 手臂伸直，向前平举，俯头鼻尖接触上臂内侧处即天府穴。

*注1：定位取法配图为当前穴位体表位置示意图。
*注2：图中所标代码是国际标准针灸穴位代码。

第二章　手太阴肺经

侠白

功效　理气平喘，宣肺止咳，和胃宽胸。
主治　咳嗽、气喘、肺胀满等肺部疾患，胸痛，肩背痛。

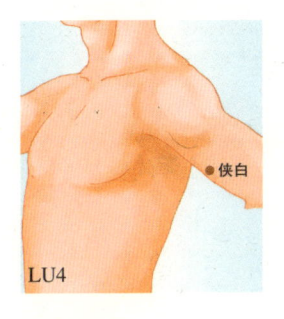

定位取法
前臂内侧面，肱二头肌桡侧缘，腋前纹头下4寸，或肘横纹上5寸处。

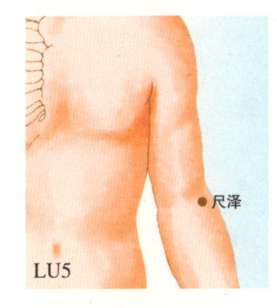

LU4

简便取法
腋前纹头与肘横纹连线上，肱二头肌桡侧缘，当天府穴（见026页）下1横指即侠白穴。

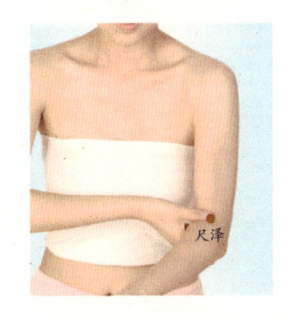

尺泽

功效　清热理肺，和胃宽胸，通络止痛。
主治　咳嗽，气喘，咯血，咽喉肿痛，急性吐泻，中暑，小儿惊风，胸部胀满，肘臂挛痛。

定位取法
在肘横纹中，当肱二头肌腱之外方，肱桡肌起始部，肱二头肌腱桡侧凹陷处。

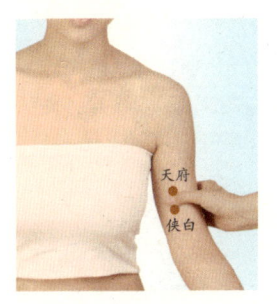

LU5

简便取法
在桡侧的肘横纹中找到肱二头肌腱，用拇指下按有一条筋肉处，即尺泽穴。

孔最

功效　润肺止咳，止咳平喘，清热止血，理气通络。
主治　咳嗽、气喘、咯血、咽喉肿痛等肺系疾患，肘臂挛痛，热病，痔疾。

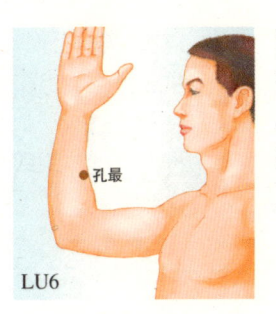

定位取法
在前臂掌面桡侧，尺泽穴与太渊穴连线上，腕横纹上7寸处。

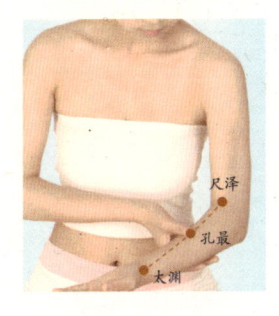

LU6

简便取法
手臂前伸，先取太渊穴（见028页）与尺泽穴（见本页）两穴连线，太渊穴上7寸，两个一夫加1横指的距离（7寸）即孔最穴。

027

列缺

功效 止咳平喘，舒筋活络，祛风止痛。
主治 咳嗽，气喘，咽喉痛，脑卒中，口眼歪斜，偏头痛，颈项痛，牙痛，腕痛无力。

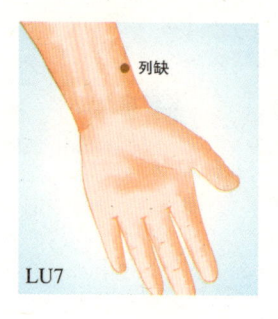

定位取法
在前臂桡侧缘，桡骨茎突上方，腕横纹上1.5寸处，当肱桡肌与拇长展肌腱之间。

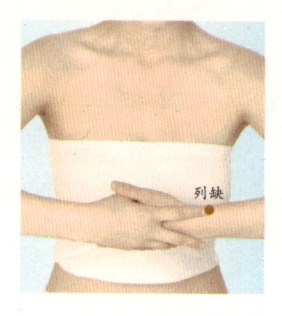

简便取法
两手虎口相交，一手示指压另一手桡骨茎突上，示指尖所达处即列缺穴。

经渠

功效 宣肺平喘，清热利咽，通络止痛。
主治 咳嗽、气喘、胸痛、咽喉肿痛等肺系疾患，手腕痛。

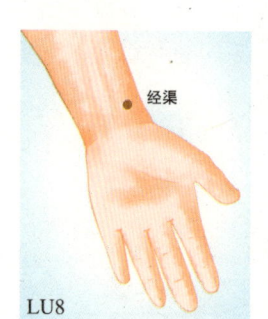

定位取法
桡侧腕屈肌腱的外侧，在桡骨茎突与桡动脉之间凹陷处，当腕掌侧横纹上1寸处。

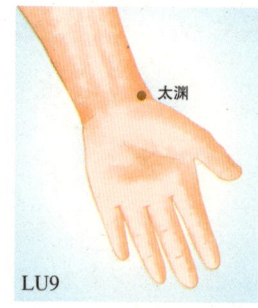

简便取法
一手自然平伸，另一手自然并拢，中指从平伸手腕的桡骨茎突垂直向内侧可摸到脉搏，脉搏与桡骨茎突间即经渠穴。

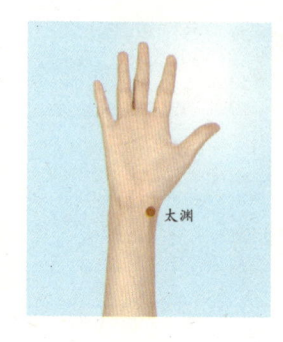

太渊

功效 止咳利咽，清肺化痰，通脉活络。
主治 咳嗽，气喘，咯血，咽喉肿痛，无脉症，手腕痛。

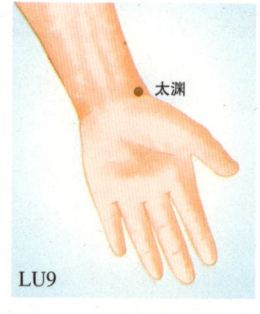

定位取法
在手臂掌侧，腕横纹桡侧端，桡动脉搏动处。

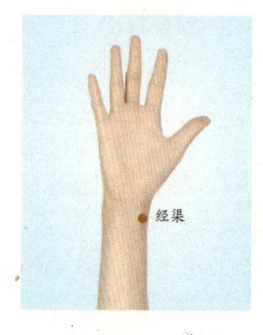

简便取法
掌心向上，腕横纹外侧摸到脉搏，脉搏外侧即太渊穴。

第二章 手太阴肺经

鱼 际

功效 止咳平喘,清肺利咽,通络止痛。

主治 咳嗽,咯血,咽干,咽喉肿痛,失音,热病,掌中热,小儿疳疾。

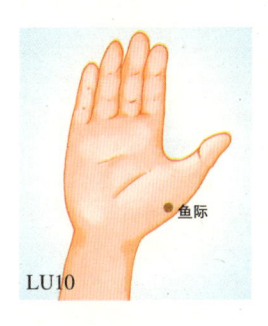

定位取法 在第1掌骨(拇指下掌骨为第一掌骨)中点桡侧,赤白肉际处。

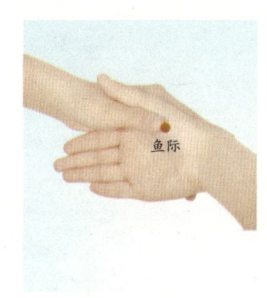

简便取法 一手轻握另一手手背,两手拇指交叉,握手的拇指指尖垂直下按被握手的第1掌骨中点处即鱼际穴。

LU10

少 商

功效 清热利咽,祛风解表,开窍醒神。

主治 咽喉肿痛,咳嗽,鼻出血,中暑,癫狂,高热,脑卒中,昏迷,小儿惊风。

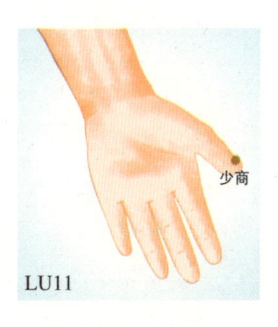

定位取法 拇指桡侧指甲根角旁0.1寸。

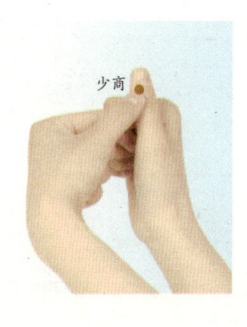

简便取法 将拇指伸直,用另一手拇指弯曲掐按该手拇指甲角边缘处即是。

LU11

029

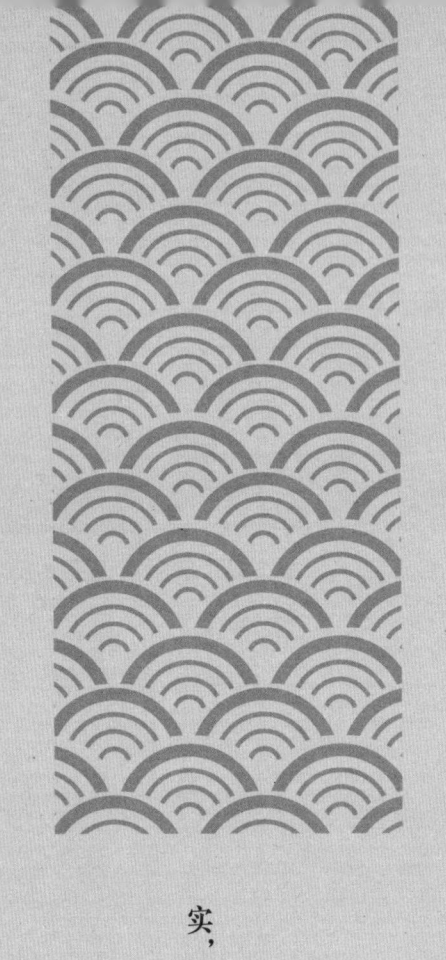

"经脉者,所以能决死生,处百病,调虚实,不可不通。"——灵枢·经脉

第三章

手阳明大肠经

商 阳

功效 清热利咽，祛风活络，开窍回厥。

主治 齿痛，咽喉肿痛，手指麻木，热病、昏迷等热证、急症。

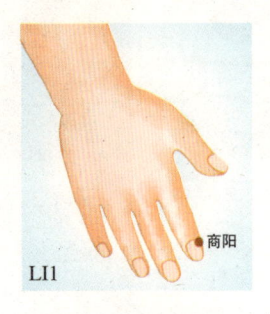

定位取法 在示指桡侧端，指甲角旁 0.1 寸处。

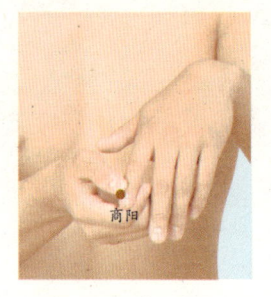

简便取法 一手自然伸直背朝上，另一手拇指以指甲尖垂直掐按伸直手靠拇指侧的示指指甲角，指甲根处即商阳穴。

二 间

功效 疏风解表，清热利咽，通络止痛。

主治 齿痛，咽喉肿痛，目痛，口眼歪斜，热病。

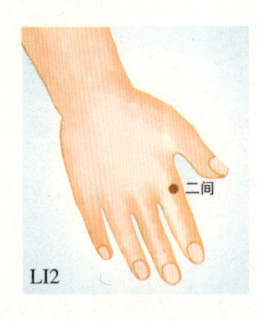

定位取法 握拳，当示指桡侧，第 2 掌指关节前（近指尖一端）凹陷处。

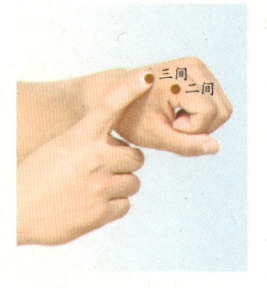

简便取法 微握拳，在示指第 2 掌指关节前缘，靠拇指侧，触之有凹陷处即二间穴。

三 间

功效 利咽平喘，清热疏风，通络止痛。

主治 咽喉肿痛；目痛、齿痛，身热，腹满，肠鸣，嗜睡。

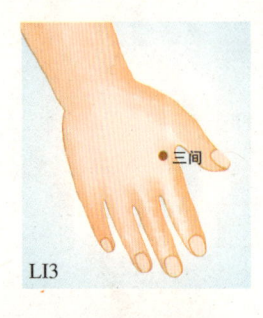

定位取法 握拳，当示指桡侧，第 2 掌指关节后（近手腕一端）凹陷处。

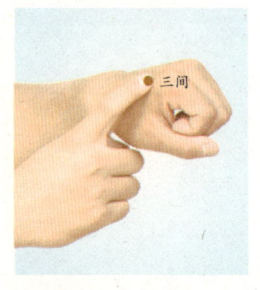

简便取法 微握拳，在示指第 2 掌指关节后缘，近手腕一端，触之有凹陷处即三间穴。

合 谷

功效 通络镇痛，疏风清热，行气活血。
主治 头痛，目赤肿痛，鼻出血，齿痛，咽喉肿痛，发热、恶寒等外感病症，口眼歪斜，半身不遂，腹痛，便秘，经闭，滞产。

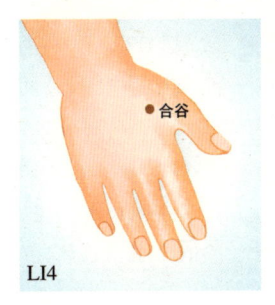

定位取法
在手背，第1、第2掌骨间，当第2掌骨中点桡侧。

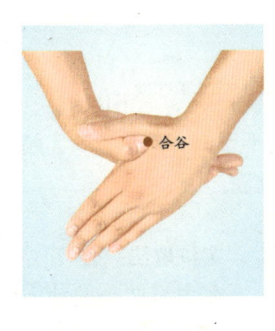

LI4

简便取法
右手拇指、示指张开呈90°，以一手的拇指指间关节横纹，放在另一手拇、示指之间的指蹼缘上，拇指尖下即合谷穴。

阳 溪

功效 疏风清热，平肝潜阳，通利关节。
主治 头痛、目赤肿痛、耳聋等头面五官疾患，臂腕疼痛。

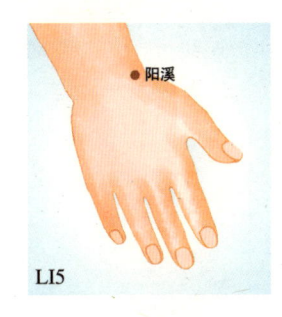

定位取法
在腕背横纹桡侧端，当拇短伸肌腱与拇长伸肌腱之间的凹陷处。

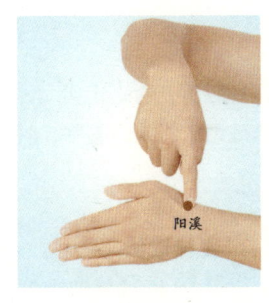

LI5

简便取法
手掌侧放，拇指伸直向上翘起，腕背桡侧有一凹陷处，俗称"鼻烟窝"处即阳溪穴。

偏 历

功效 平肝潜阳，清热利咽，利尿消肿，通络止痛。
主治 耳鸣，目赤，鼻出血，咽喉肿痛，腹部胀满，水肿，臂腕酸痛。

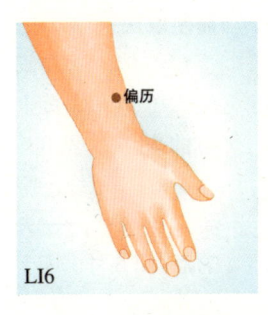

定位取法
屈肘，在阳溪穴与曲池穴连线上，当腕背横纹上3寸处。

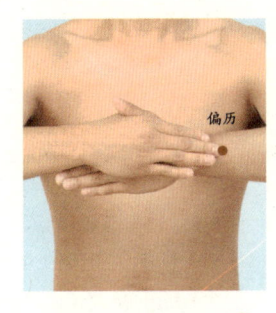

LI6

简便取法
一手叠放于另一手手背上，虎口垂直交叉，中指端落于前臂背面处的凹陷处即是。

033

温 溜

功效 清热解毒，平肝潜阳，理气和胃，通络止痛。
主治 头痛，面肿，鼻出血，咽喉肿痛，口舌痛，疔疮，急性肠鸣、腹痛，肩臂酸痛。

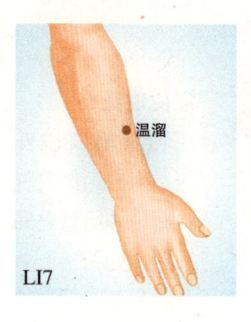

定位取法
在阳溪穴与曲池穴连线上，当腕背横纹上5寸处。

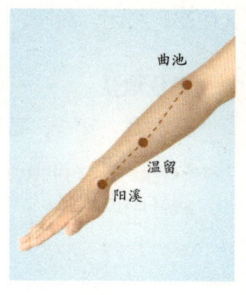

简便取法
手臂前伸，先取阳溪穴（见033页）与曲池穴（见035页）两穴连线，阳溪穴上5寸，一夫加两个1横指的距离（5寸）即温溜穴。

下 廉

功效 平肝潜阳，调理肠胃，通络止痛。
主治 目痛，头痛，眩晕，腹痛，腹胀，肘臂痛。

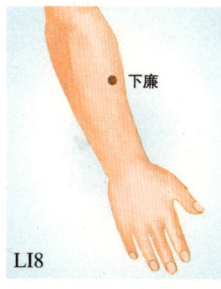

定位取法
在阳溪穴与曲池穴连线上，当肘横纹下4寸处。

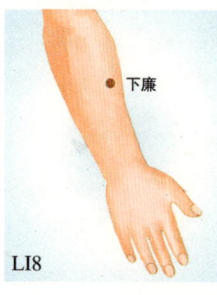

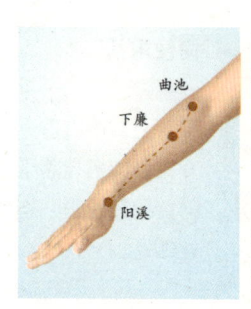

简便取法
手臂前伸，先取阳溪穴（见033页）与曲池穴（见035页）两穴连线，阳溪穴上4寸，一夫加1横指的距离（4寸）即下廉穴。

上 廉

功效 祛风止痉，调理肠胃，通络止痛。
主治 头痛，半身不遂，腹痛，肠鸣，腹泻，手臂麻木，肘臂痛。

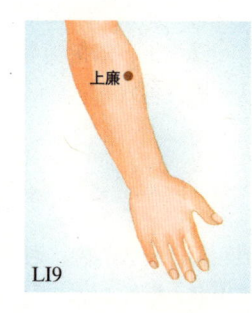

定位取法
在阳溪穴与曲池穴连线上，当肘横纹下3寸处。

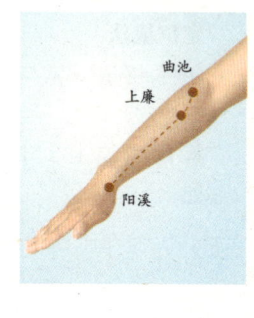

简便取法
手臂前伸，先取阳溪穴（见033页）与曲池穴（见035页）两穴连线，阳溪穴上3寸，一夫的距离（3寸）即上廉穴。

第三章　手阳明大肠经

手三里

功效　通经活络，调理肠胃，清热解毒。
主治　肘臂无力疼痛，上肢瘫痪麻木，腹胀，腹痛，腹泻，齿痛，颊肿。

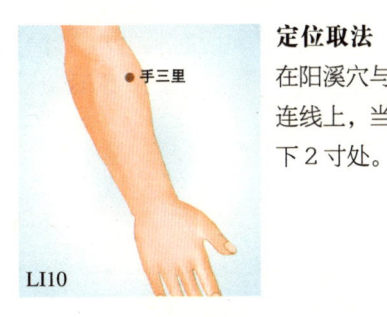

定位取法
在阳溪穴与曲池穴连线上，当曲池穴下2寸处。

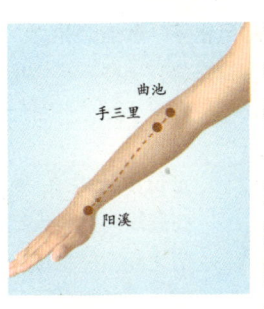

简便取法
手臂前伸，先取阳溪穴（见033页）与曲池穴（见本页）两穴连线，曲池穴下两个1横指的距离（2寸）即手三里穴。

曲池

功效　疏风清热，调理肠胃，理气调营，降逆镇静。
主治　热病，高血压，风疹，咽喉肿痛，目赤肿痛，齿痛，腹痛吐泻，痢疾，高血压，癫狂，手臂肿痛无力。

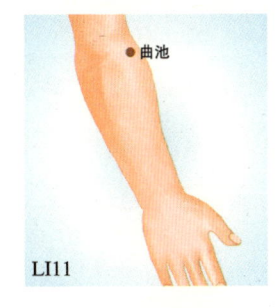

定位取法
屈肘成直角，在肘横纹桡侧端与肱骨外上髁连线中点处。

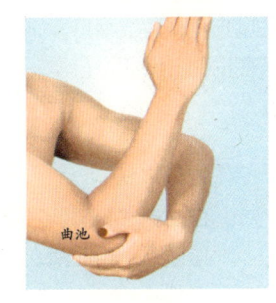

简便取法
抬臂屈肘，手臂拇指一侧对胸，肘横纹桡侧端与肘横纹外侧一骨突的连线中点处即曲池穴。

肘髎

功效　通络止痛，祛风止痉，散结消肿。
主治　肘臂酸痛、麻木、挛急。

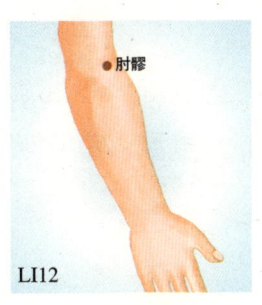

定位取法
屈肘，在曲池穴上方1寸，当肱骨边缘处。

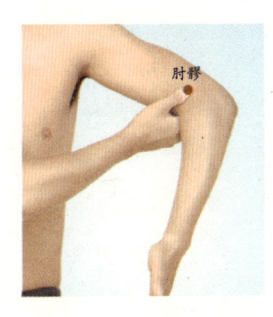

简便取法
先找到曲池穴（见本页），向上量取1横指距离（1寸）即肘髎穴。

035

手五里

功效 通络止痛，祛风止痉，理气散结。
主治 肘臂疼痛、挛急，瘰疬。

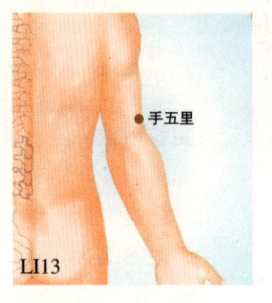

定位取法
在曲池穴与肩髃穴连线上，当曲池上3寸处。

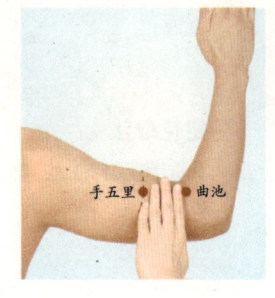

简便取法
臂外侧，曲池穴（见035页）直上一夫的距离（3寸）处即手五里穴。

臂臑

功效 通络止痛，祛风止痉，散结明目。
主治 肩臂疼痛，颈项拘挛，瘰疬，目疾。

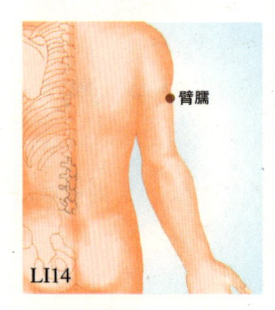

定位取法
在曲池穴与肩髃穴连线上，当曲池穴上7寸处。

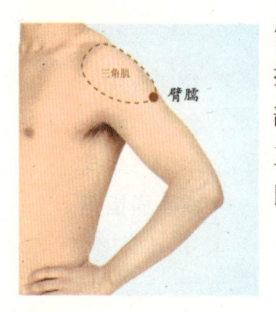

简便取法
掐腰，屈肘，使肩部三角肌显露，在三角肌前缘凹陷处即臂臑穴。

肩髃

功效 通络止痛，祛风止痉，散结消肿。
主治 肩臂疼痛，手臂挛急，上肢不遂，瘾疹，瘰疬。

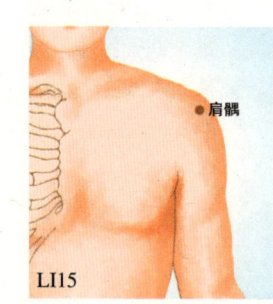

定位取法
在肩峰与肱骨大结节之间，三角肌上部中央凹陷处。

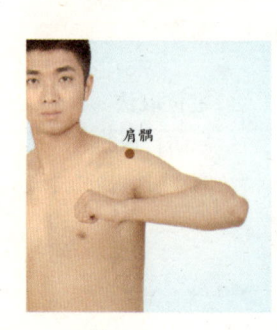

简便取法
正坐，屈肘抬臂与肩同高，肩部出现两个凹陷，当肩峰前下方凹陷处即肩髃穴。

巨 骨

功效 通络止痛，祛风活血，消肿散结。
主治 肩臂挛痛，上肢不遂，平举无力，瘰疬，瘿气。

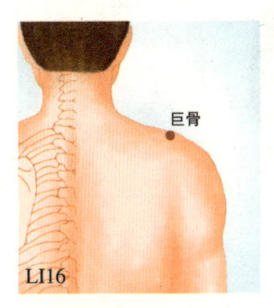

定位取法 在肩上部，当锁骨肩峰端与肩胛冈之间凹陷处。

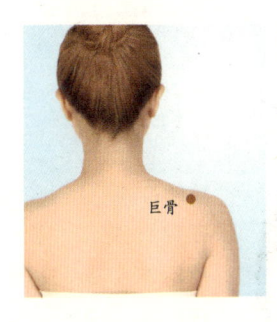

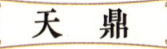

简便取法 先找到肩部外侧最高点即肩峰端，再找背部肩胛冈，两者之间凹陷处即巨骨穴。

天 鼎

功效 清肺止咳，消肿散结，通络止痛。
主治 咽喉肿痛，吞咽困难等咽喉疾患，暴喑，气哽，瘰疬，瘿气。

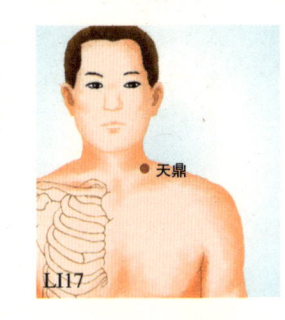

定位取法 在颈外侧，胸锁乳突肌下部后缘，当扶突穴下1寸处。

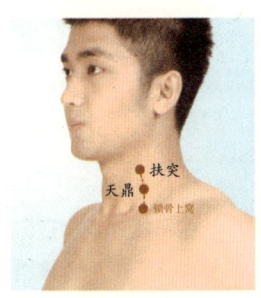

简便取法 先找到扶突穴（见本页），再找到锁骨上窝中央，两者连线中点处即天鼎穴。

扶 突

功效 理气化痰，清热解毒，通络止痛。
主治 咳嗽，气喘，咽喉肿痛，暴喑，吞咽困难，瘿气，瘰疬。

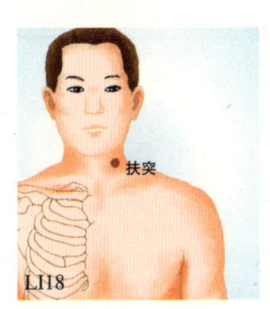

定位取法 在喉结旁开3寸，当胸锁乳突肌的胸骨头与锁骨头之间。

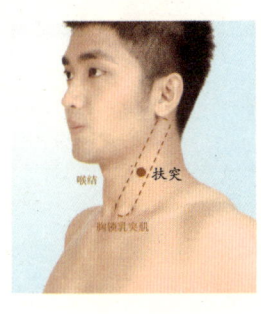

简便取法 头微侧，与喉结相水平的胸锁乳突肌肌腹中点，且按压有酸胀感处即扶突穴。

口禾髎

功效 祛风止痉，宣通鼻窍，通络止痛。
主治 鼻塞，鼻出血，口歪，口噤。

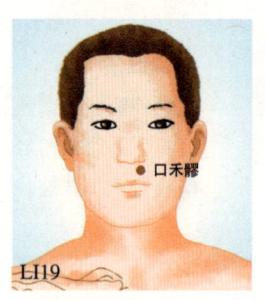

定位取法
在上唇部，水沟穴旁0.5寸，当鼻孔外缘直下。

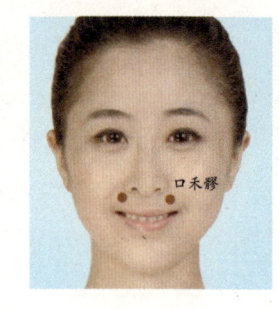

LI19

简便取法
鼻孔外缘直下，平鼻唇沟上1/3处即口禾髎穴。

迎 香

功效 祛风止痒，宣通鼻窍，通络止痛。
主治 鼻塞，鼻出血，口歪，面痒，胆道蛔虫。

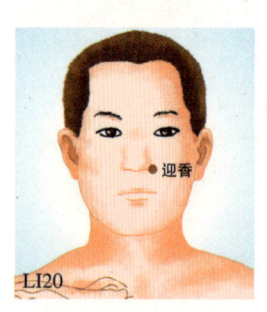

定位取法
在鼻翼外缘中点旁开0.5寸，当鼻唇沟中。

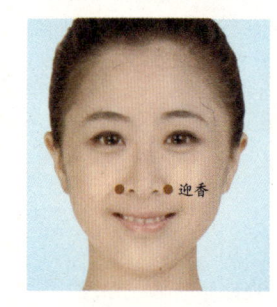

LI20

简便取法
鼻翼外缘中点的鼻唇沟中即迎香穴。

第四章 足阳明胃经

承泣

功效 疏风清热，明目止泪，通络止痛。
主治 目赤肿痛、流泪、夜盲、眼睑䀹动、近视等目疾，口眼歪斜，面肌痉挛。

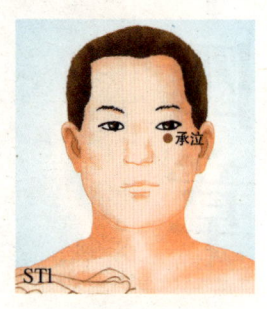

定位取法
目正视，瞳孔直下，当眼球与眶下缘之间。

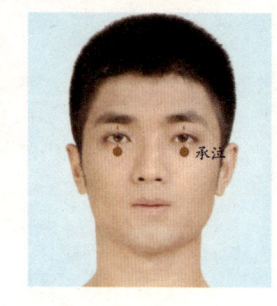

简便取法
直视前方，瞳孔垂直线向下，眼眶边缘处即承泣穴。

四白

功效 清热明目，祛风活络，通络止痛。
主治 目赤肿痛，迎风流泪，目翳，眼睑䀹动，口眼歪斜，三叉神经痛，面肌痉挛，头痛，眩晕。

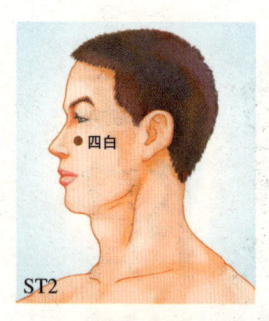

定位取法
目正视，瞳孔直下，当眶下孔凹陷处。

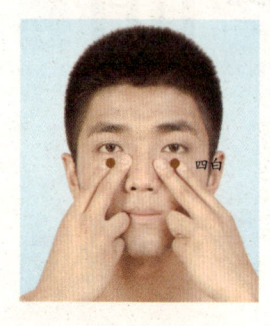

简便取法
示指、中指伸直并拢，中指贴放于两侧鼻翼，示指指尖所按处有一凹陷处即四白穴。

巨髎

功效 祛风清热，明目退翳，通络止痛。
主治 目赤痛痒，眼睑䀹动，目翳，鼻出血，齿痛，口眼歪斜，面痛。

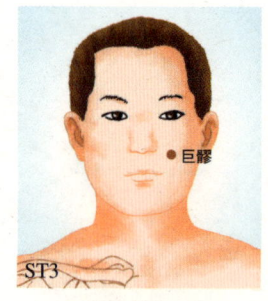

定位取法
目正视，在面部瞳孔直下，平鼻翼下缘处，当鼻唇沟外侧。

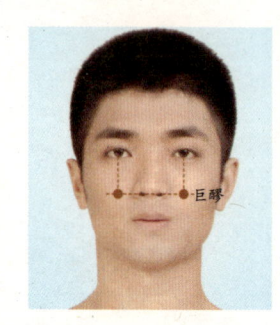

简便取法
直视前方，沿瞳孔垂直线向下与鼻翼下缘水平线交点凹陷处即巨髎穴。

地 仓

功效 祛风通络，安神止痛。
主治 口角歪斜，流涎，三叉神经痛，齿痛，流泪。

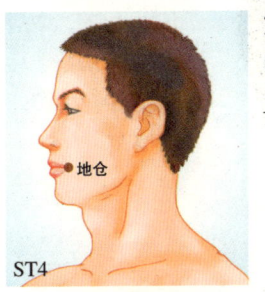

定位取法 口角旁约0.4寸，上直对瞳孔。

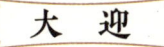

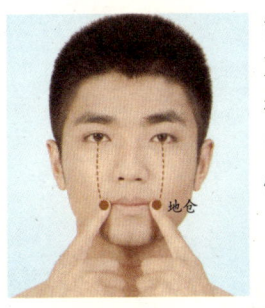

简便取法 直视前方，闭口，举两手，用示指指甲垂直下压唇角外侧两旁即地仓穴。

大 迎

功效 祛风活络，清热消肿，安神止痛。
主治 牙关紧闭，口角歪斜，齿痛，颊肿，面肿。

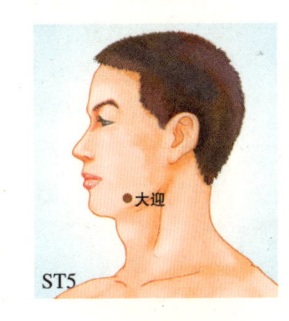

定位取法 在下颌角前下方1.3寸，咬肌附着部的前缘，当面动脉搏动处。

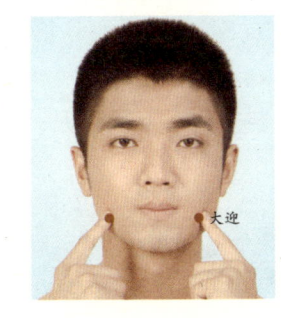

简便取法 正坐，闭口咬牙，咬肌前下方有一凹陷处，下端按之有动脉搏动感处即大迎穴。

颊 车

功效 祛风利窍，清热消肿，安神止痛。
主治 口眼歪斜，齿痛，颊肿，牙关紧闭，面肌痉挛。

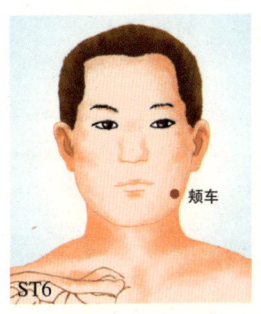

定位取法 在下颌角前上方约1横指，按之凹陷处，当咀嚼时咬肌隆起最高点处。

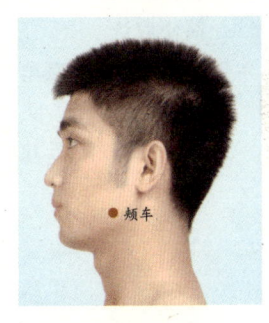

简便取法 上下牙关咬紧时，隆起的咬肌高点处，按之凹陷处即颊车穴。

下 关

功效 祛风消肿，聪耳利窍，通络止痛。
主治 牙关紧闭，三叉神经痛，齿痛，面痛，口眼歪斜，耳鸣，耳聋。

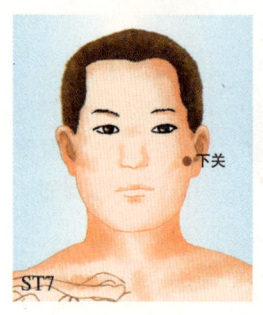

定位取法
在面部耳前方，下颌骨髁状突前方，当颧弓与下颌切迹所形成的凹陷处。合口有孔，张口即闭，宜闭口取穴。

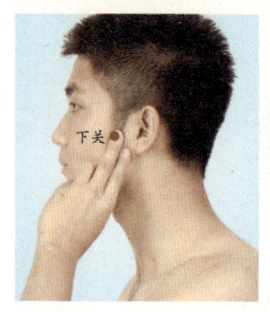

简便取法
闭口，示指、中指并拢，示指贴于耳垂旁，中指指腹处即下关穴。

头 维

功效 清利头目，安神利窍，止痛镇痉。
主治 头痛，目眩，目赤肿痛，眼睑眲动。

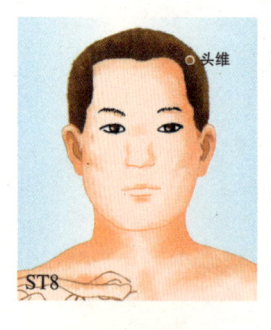

定位取法
在头侧部，当额角发际上0.5寸，头正中线旁开4.5寸处。

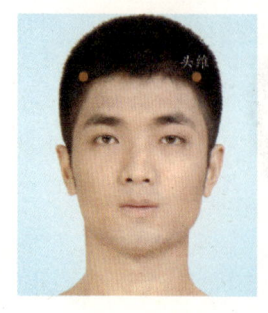

简便取法
身体正坐，当额角发际上0.5寸，头正中线旁开4.5寸即头维穴。

人 迎

功效 清热利咽，理气散结，降逆平喘。
主治 瘰疬，瘿瘤，咽喉肿痛，咳逆上气，喘息不得卧，呃逆，高血压。

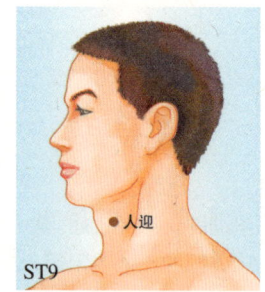

定位取法
喉结旁1.5寸，在胸锁乳突肌的前缘，颈总动脉之后。

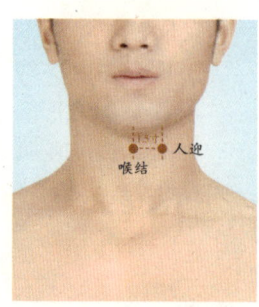

简便取法
正坐，从喉结往外二指定位法的距离（1.5寸）可感胸锁乳突肌前缘动脉搏动处即人迎穴。

水突

功效 理气散结，清热利咽，降逆平喘。
主治 瘰疬，瘿瘤，咽喉肿痛，咳逆上气，喘息不得卧，呃逆。

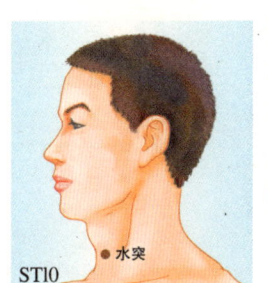

定位取法
在颈部，当人迎穴与气舍穴连线的中点，胸锁乳突肌的前缘。

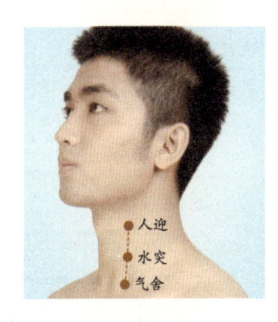

简便取法
找到人迎穴（见042页）与气舍穴（见本页），两者连线中点即水突穴。

气舍

功效 清热利咽，降逆平喘，理气散结，通络止痛。
主治 咽喉肿痛，喘息，呃逆，瘰疬，瘿瘤，颈项强痛。

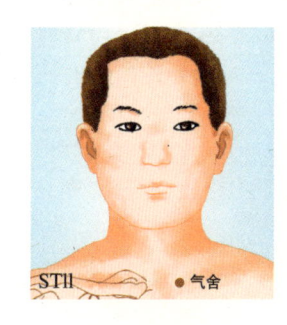

定位取法
在颈部，人迎穴直下，当锁骨内侧端的上缘，胸锁乳突肌的胸骨头与锁骨头之间。

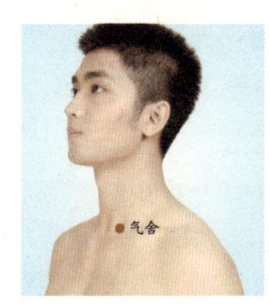

简便取法
在锁骨内侧端上缘，按之有两筋之间的凹陷处即气舍穴。

缺盆

功效 理气平喘，清热消肿，利咽定痛，宽胸散结。
主治 咳嗽，气喘，缺盆中痛，咽喉肿痛，瘰疬。

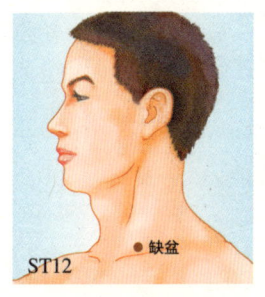

定位取法
在锁骨上窝中央，前正中线旁开4寸处。

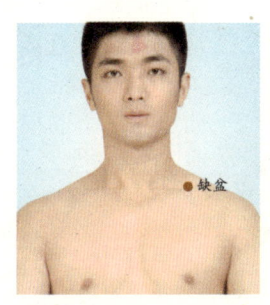

简便取法
锁骨上方有一凹陷即锁骨上窝，凹陷处点即缺盆穴。

043

气户

功效 理气平喘，止咳宽胸，通络止痛。
主治 咳嗽，气喘，呃逆，胁肋疼痛，胸痛。

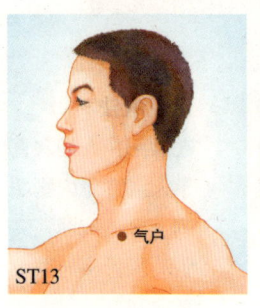

定位取法
在胸部，当锁骨中点下缘，前正中线旁开4寸处。

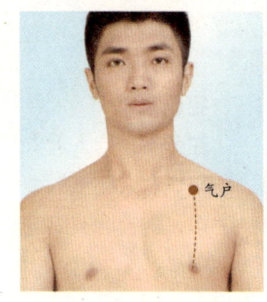

ST13

简便取法
乳头直上（即在乳中线上）与锁骨下缘相交处，即气户穴。

库房

功效 理气宽胸，清热化痰，通络止痛。
主治 咳嗽，咯血，气喘，胸痛，胁肋胀痛。

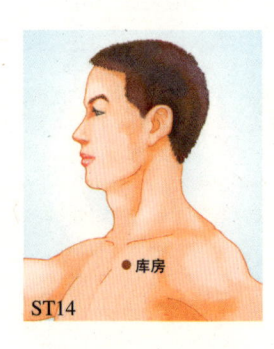

定位取法
在胸部，当第1肋间隙，前正中线旁开4寸处。

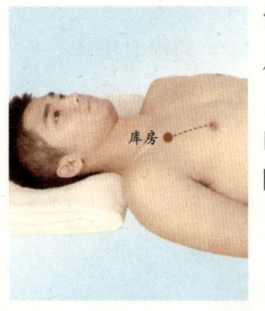

ST14

简便取法
从乳头沿垂直线（即在乳中线上）向上推3个肋间隙，即库房穴。

屋翳

功效 止咳化痰，消痈止痒，通络止痛。
主治 咳嗽，气喘，乳痈，乳癖，身肿，皮肤疼痛，胸痛。

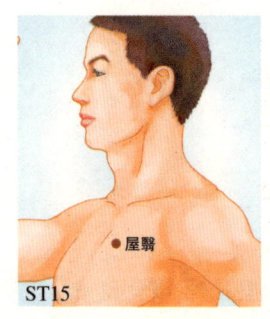

定位取法
在胸部，当第2肋间隙，前正中线旁开4寸处。

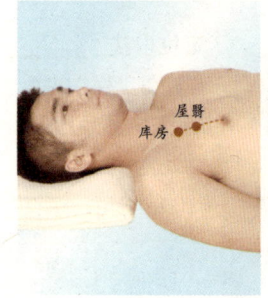

ST15

简便取法
从乳头沿垂直线（即在乳中线上）向上推2个肋间隙，即屋翳穴。

第四章 足阳明胃经

膺窗

功效 止咳宁喘，消肿清热，通络止痛。
主治 咳嗽，气喘，胸胁胀痛，乳痈。

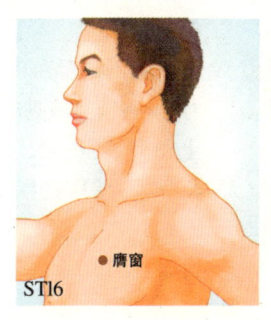

定位取法
在胸部当第3肋间隙，前正中线旁开4寸处。

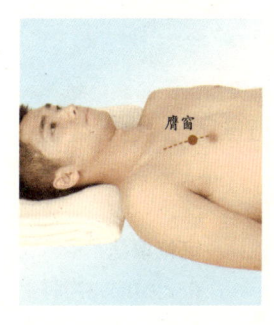

ST16

简便取法
从乳头沿垂直线（即在乳中线上）向上推1个肋间隙，即膺窗穴。

乳中

功效 定位取穴。
主治 本穴只做胸腹部腧穴定位标志。

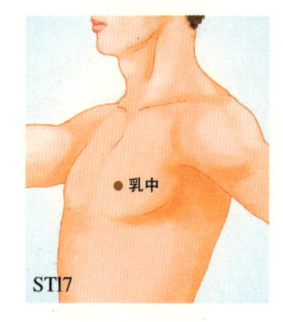

定位取法
在第4肋间隙，乳头中央。

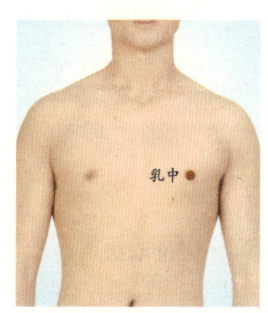

ST17

简便取法
乳头中央，距前正中线4寸。

乳根

功效 通经下乳，散结消痈，宣肺利气。
主治 乳少，乳痈，乳癖，咳嗽，呃逆，胸痛。

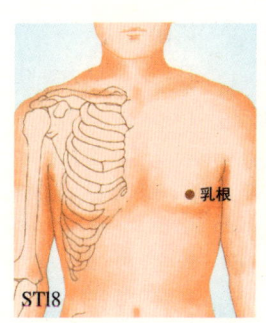

定位取法
当乳头直下，第5肋间隙，前正中线旁开4寸处。

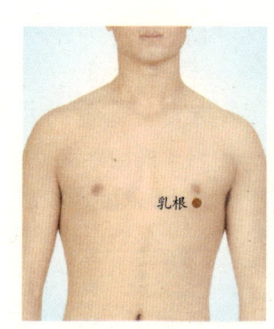

ST18

简便取法
从乳头沿垂直线（即在乳中线上）向下推1个肋间隙，即乳根穴。

045

不容

功效 理气和中,健脾强胃,通络止痛。
主治 呕吐,胃痛,腹胀,食欲缺乏。

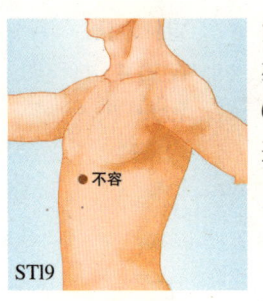

定位取法 在上腹部,当脐上6寸,前正中线旁开2寸处。

ST19

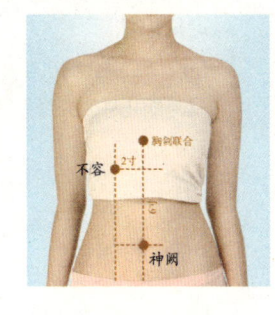

简便取法 脐到胸剑联合为8寸,两者连线的脐上3/4即6寸,再水平旁开三指定位法的距离(2寸),即不容穴。

承满

功效 理气止呕,和胃降逆,通络止痛。
主治 胃痛,呕吐,吐血,腹胀,肠鸣,食欲缺乏。

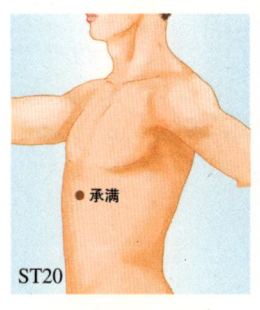

定位取法 在上腹部,当脐上5寸,前正中线旁开2寸处。

ST20

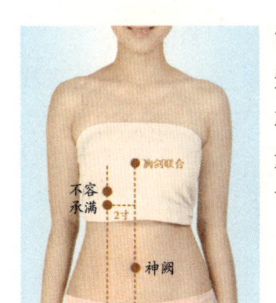

简便取法 先找到不容穴(见本页),垂直向下量1横指距离(1寸),即承满穴。

梁门

功效 理气和胃,健脾强胃,通络止痛。
主治 胃痛,呕吐,食欲缺乏,腹胀,便溏。

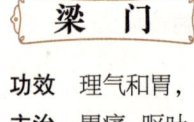

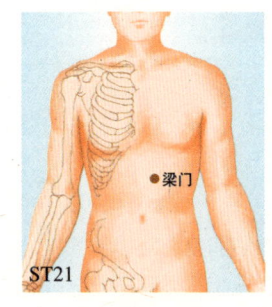

定位取法 在上腹部,当脐上4寸,前正中线旁开2寸处。

ST21

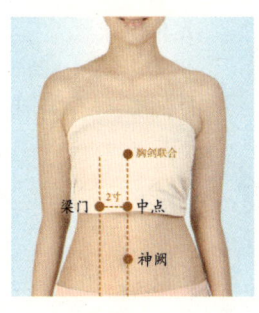

简便取法 脐与胸剑联合连线的中点,再水平旁开三指定位法的距离(2寸),即梁门穴。

关门

功效 调理肠胃，顺气导滞，和中止痛。
主治 腹胀，腹痛，肠鸣泄泻，食欲缺乏。

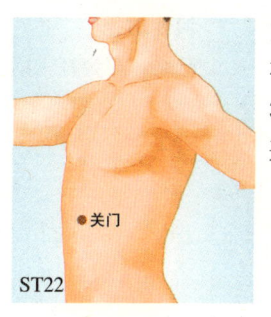

定位取法 在上腹部，当脐上3寸，前正中线旁开2寸处。

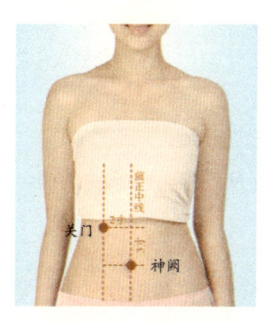

简便取法 脐与胸剑联合连线的中点再向下1横指，再水平旁开三指定位法的距离（2寸），即关门穴。

太乙

功效 涤痰开窍，和中安神，通络止痛。
主治 胃痛，腹痛，心烦，癫狂。

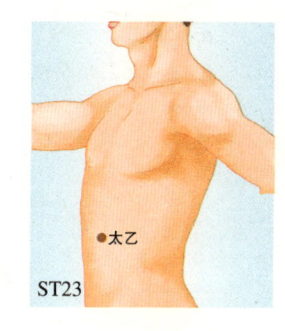

定位取法 在上腹部，当脐中上2寸，前正中线旁开2寸处。

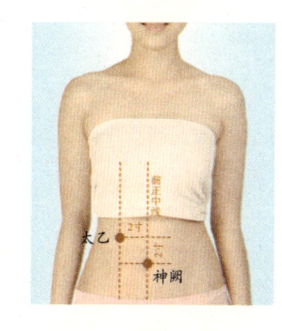

简便取法 脐到胸剑联合为8寸，两者连线的脐上1/4即是2寸，再水平旁开三指定位法的距离（2寸），即太乙穴。

滑肉门

功效 平肝降逆，镇惊安神，通络止痛。
主治 呕吐，腹胀，癫狂，胃痛。

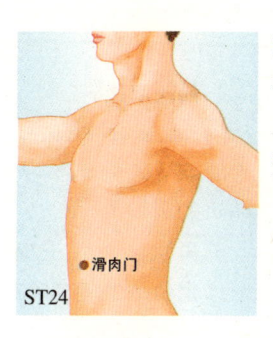

定位取法 在上腹部，当脐中上1寸，前正中线旁开2寸处。

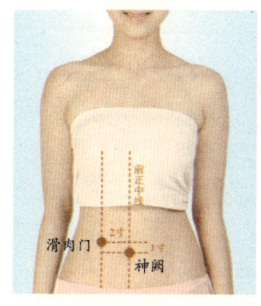

简便取法 从肚脐沿前正中线向上量1横指，再水平旁开三指定位法的距离（2寸），即滑肉门穴。

天枢

功效 和胃调中，理气健脾，通络止痛。
主治 腹痛，腹胀，痢疾，腹泻，便秘，疝气，月经不调，痛经。

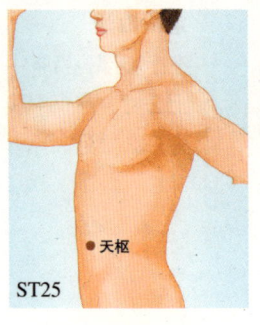

定位取法 在腹中部，当脐水平线旁开2寸处。

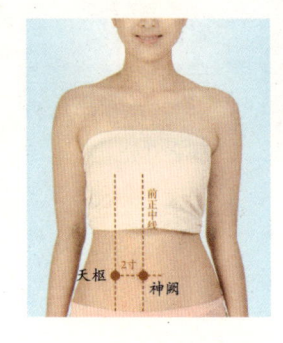

ST25

简便取法 肚脐水平旁开三指定位法的距离（2寸），即天枢穴。

外陵

功效 和胃化湿，理气健脾，通络止痛。
主治 腹痛，腹泻，疝气，痛经。

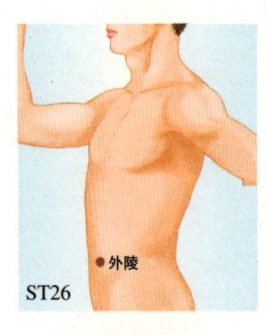

定位取法 在下腹部，当脐下1寸，前正中线旁开2寸处。

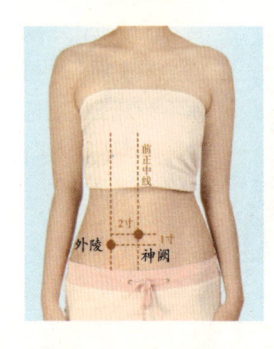

ST26

简便取法 从肚脐沿前正中线向下量1横指，再水平旁开一夫的距离（2寸）即外陵穴。

大巨

功效 和胃调中，行气固肾，利尿安神。
主治 小腹胀满，小便不利，疝气，遗精，早泄，惊悸不眠。

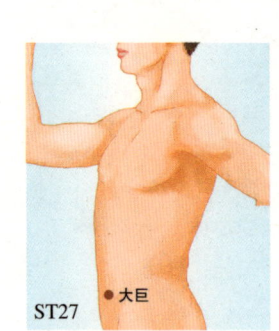

定位取法 在下腹部，当脐下2寸，前正中线旁开2寸处。

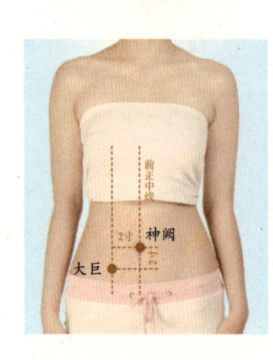

ST27

简便取法 从肚脐沿前正中线向下量三指定位法的距离（2寸），再水平旁开三指定位法的距离（2寸）即大巨穴。

第四章 足阳明胃经

水 道

功效 行气利水，调经止痛。
主治 小腹胀满，小便不利，腹痛，疝气，痛经。

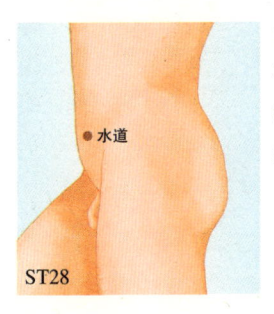

定位取法
在下腹部，当脐下3寸，前正中线旁开2寸处。

ST28

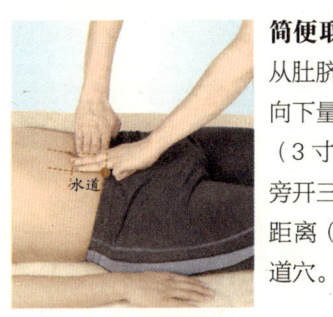

简便取法
从肚脐沿前正中线向下量一夫的距离（3寸），再水平旁开三指定位法的距离（2寸）即水道穴。

归 来

功效 利尿化瘀，活血调经，通络止痛。
主治 小腹痛，疝气，闭经，月经不调，痛经，阴挺，小便不利。

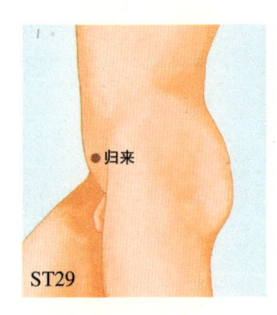

定位取法
在下腹部，当脐下4寸，前正中线旁开2寸处。

ST29

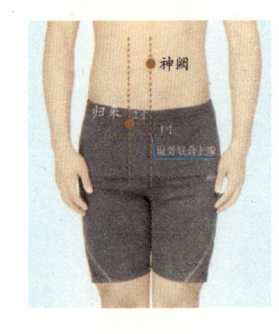

简便取法
从耻骨联合上缘（脐下5寸水平处）沿前正中线向上量1横指，再水平旁开三指定位法的距离（2寸）即归来穴。

气 冲

功效 理气调中，活血调经，舒筋止痛。
主治 肠鸣腹痛，疝气，月经不调，外阴肿痛，阴茎痛，阳痿。

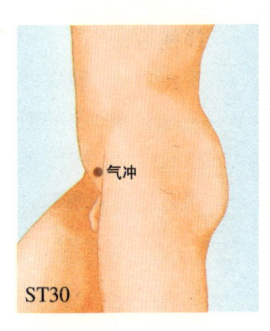

定位取法
在腹股沟稍上方，当脐下5寸，前正中线旁开2寸处。

ST30

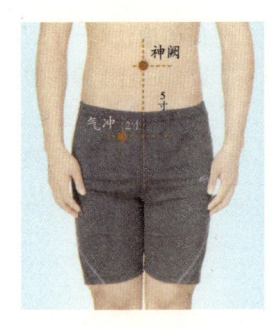

简便取法
脐正中线向下量一夫加三指定位法的距离（共5寸），再水平旁开三指定位法的距离（2寸）即气冲穴。

049

髀关

功效 强腰壮膝，通络止痉。
主治 下肢痿痹，腰腿疼痛，筋急拘挛，屈伸不利。

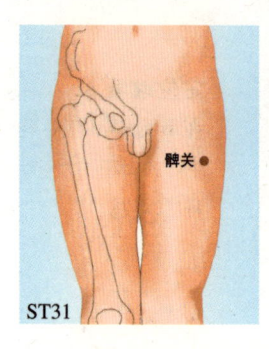

定位取法
在髂前上棘与髌骨底外缘连线上，屈髋时平会阴。

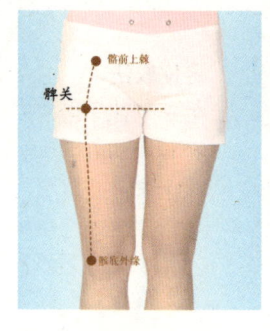

简便取法
大腿前，髂前上棘与髌骨底外缘连线平会阴水平线处即髀关穴。

ST31

伏兔

功效 通络止痉，散寒化湿，疏通经络。
主治 下肢痿痹，腰痛，膝冷，疝气，脚气。

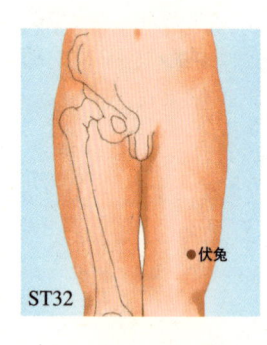

定位取法
在髂前上棘与髌骨底外缘连线上，当髌骨外上缘上6寸处。

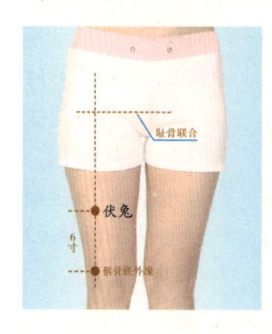

ST32

简便取法
耻骨联合上缘与髌骨底外缘连线上，髌骨上两个一夫的距离（6寸）即伏兔穴。

阴市

功效 强腰壮膝，温经散寒，理气通络。
主治 腰痛，膝关节痛，下肢屈伸不利，疝气，腹胀腹痛。

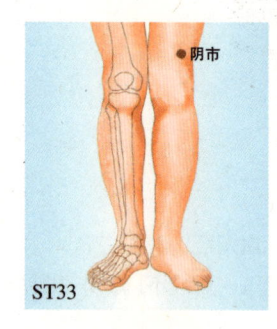

定位取法
在髂前上棘与髌骨底外缘连线上，髌骨外上缘上3寸处。

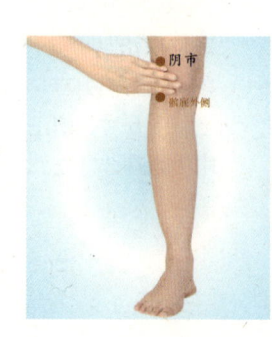

ST33

简便取法
下肢伸直，髌底外侧直上量一夫的距离（3寸），按压有痛感处即阴市穴。

梁丘

功效 理气和胃，强膝止痉，通络止痛。
主治 胃痛，膝关节肿痛、屈伸不利，下肢不遂，乳痛。

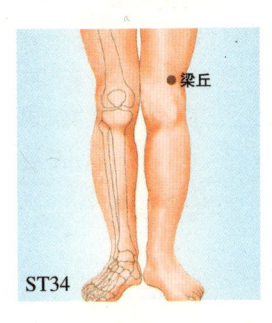

定位取法 髂前上棘与髌骨底外缘连线上，当髌底上2寸处。

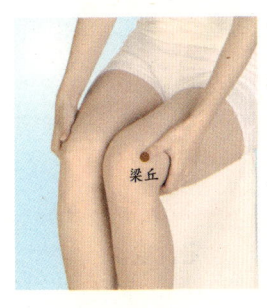

ST34

简便取法 坐位，用手指点按髌骨外上缘上方凹陷正中处即梁丘穴。

犊鼻

功效 熄风止痉，疏利关节，消肿止痛。
主治 下肢麻痹，膝关节肿痛、屈伸不利，脚气。

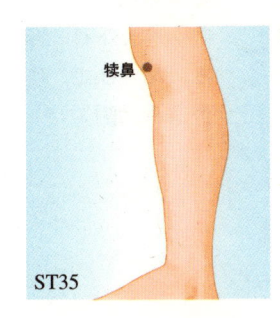

定位取法 屈膝，在膝部，髌骨与髌韧带外侧凹陷处。

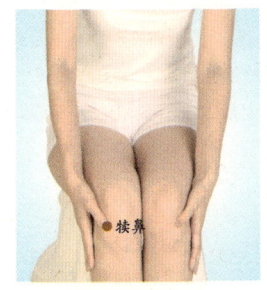

ST35

简便取法 坐位，用手指点按膝盖下面外侧凹陷处即犊鼻穴。

足三里

功效 和胃健脾，扶正培元，升降气机，通络止痛。
主治 胃痛，呕吐，消化不良，泄泻，便秘，疳积，脑卒中，脚气，水肿，下肢不遂，虚劳羸瘦。

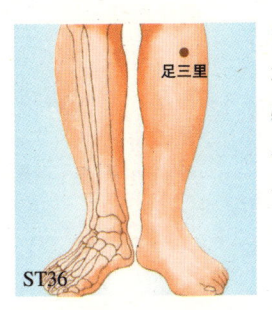

定位取法 在小腿前外侧，当犊鼻穴下3寸，胫骨前嵴外侧旁开1寸。

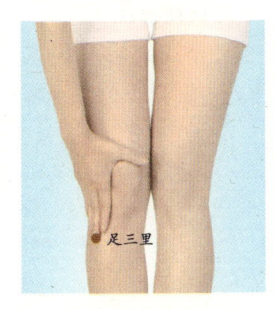

ST36

简便取法 站位弯腰，同侧手虎口围住髌骨外上缘，余四指并拢向下，中指指尖处即足三里穴。

上巨虚

功效 和胃调中，行气消肿，通络止痛。
主治 脘腹疼痛，腹痛，腹泻，便秘，下肢冷痛，跗肿，转筋。

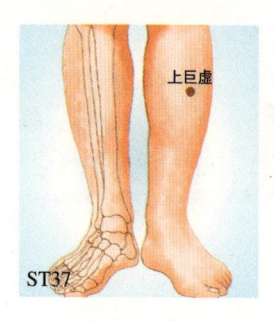

定位取法
在小腿前外侧，当犊鼻穴下6寸，胫骨前嵴外侧旁开1寸。

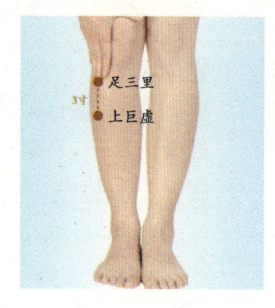

ST37

简便取法
先找到足三里穴（见051页），向下量一夫的距离（3寸），凹陷处即上巨虚穴。

条口

功效 理气和中，温经通阳，通络止痛。
主治 下肢痿痹、冷痛，脘腹疼痛，肩臂痛，跗肿，转筋。

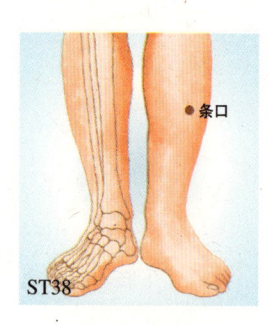

定位取法
在小腿前外侧，上巨虚穴下2寸。

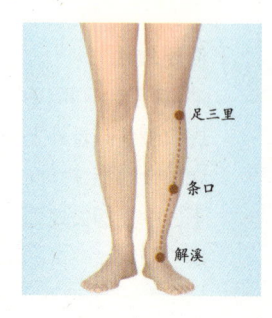

ST38

简便取法
先找到足三里穴（见051页）与解溪穴（见053页），连线的中点即条口穴。

下巨虚

功效 和胃调中，清心安神，通络止痛。
主治 腹泻，痢疾，腰脊痛引睾丸，下肢痿痹，乳痈。

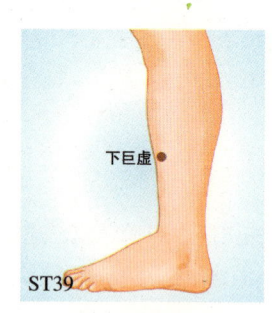

定位取法
在小腿前外侧，上巨虚穴下3寸。

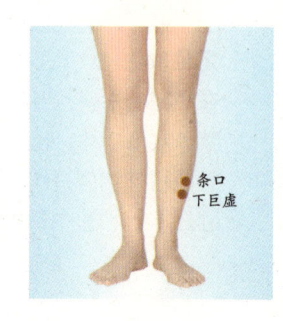

ST39

简便取法
先找到条口穴（见本页），向下量1横指距离（1寸），凹陷处即下巨虚穴。

第四章 足阳明胃经

丰 隆

功效 健脾化痰，清心开窍，和胃降逆。
主治 咳嗽痰多，哮喘，胸痛，头痛，癫狂，痫证，下肢痿痹，呕吐，便秘。

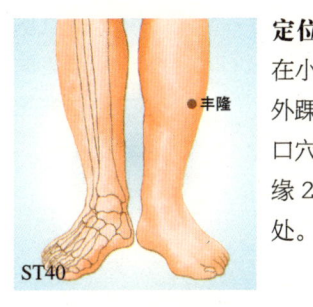

定位取法
在小腿前外侧，当外踝尖上8寸，条口穴外，距胫骨前缘2横指（中指）处。

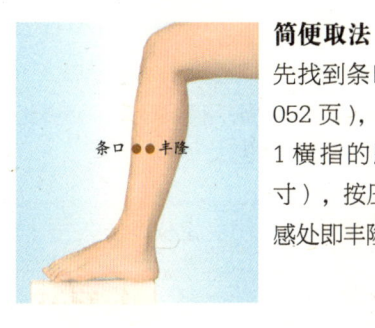

ST40

简便取法
先找到条口穴（见052页），向后量1横指的距离（1寸），按压有沉重感处即丰隆穴。

解 溪

功效 清热安神，和胃调中，通络止痛。
主治 头痛，眩晕，癫狂，腹胀，便秘，下肢痿痹，脚背肿痛。

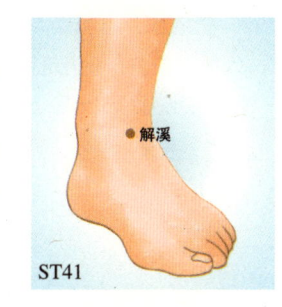

定位取法
在足背与小腿交界处的横纹中央凹陷正中。

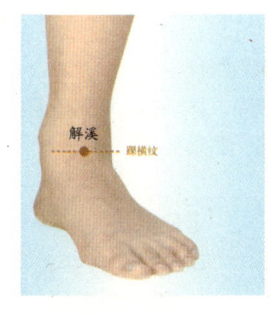

ST41

简便取法
足背与小腿交界处的横纹中央凹陷处，足背两条肌腱之间即解溪穴。

冲 阳

功效 祛风镇静，和胃化痰，通络止痛。
主治 口眼歪斜，癫狂痫，胃痛，足痿无力。

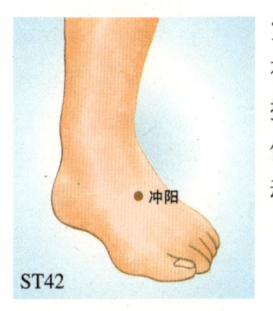

定位取法
在足背最高处，当拇长伸肌腱与趾长伸肌腱之间，足背动脉搏动处。

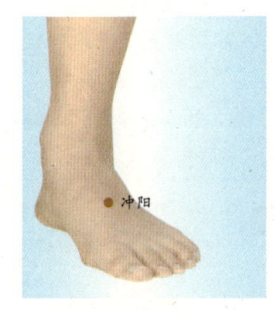

ST42

简便取法
足背最高处，两条肌腱之间，按之有动脉搏动感处即冲阳穴。

053

陷谷

功效 清热解表，和胃行水，理气止痛。
主治 目赤肿痛，水肿，肠鸣腹泻，足背肿痛，热病。

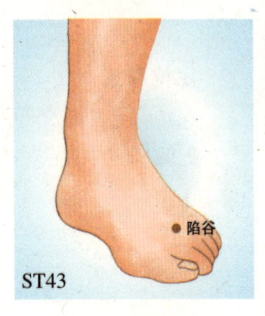

定位取法 在足背，当第2、第3跖骨结合部前方凹陷处。

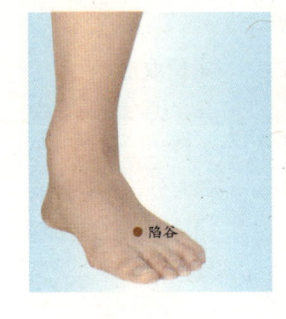

ST43

简便取法 足背第2、第3跖骨结合部前方凹陷处，按压有酸胀感处即陷谷穴。

内庭

功效 清热泻火，理气和胃，消肿止痛。
主治 齿痛，咽喉肿痛，鼻出血，吐酸，腹泻，痢疾，足背肿痛，热病。

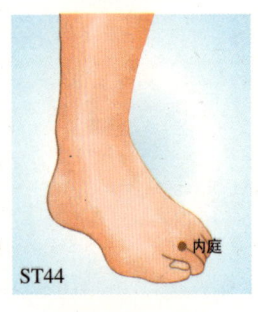

定位取法 在足背，当第2、第3趾间缝纹端赤白肉际处。

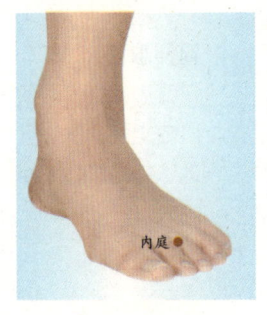

ST44

简便取法 足背第2、第3趾之间，皮肤颜色深浅交界处即内庭穴。

厉兑

功效 清热调中，苏厥醒神，通络止痛。
主治 鼻出血，齿痛，咽喉肿痛，胸腹胀满，热病，多梦，癫狂。

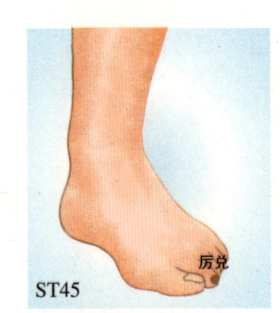

定位取法 在足第2趾末节外侧，趾甲角旁0.1寸处。

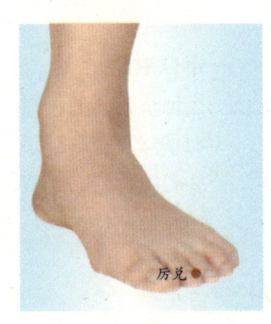

ST45

简便取法 足背第2趾趾甲外侧缘与趾甲下缘各做一垂线交点处即厉兑穴。

# 第五章 足太阴脾经

隐白

功效 健脾统血，温阳调经，行气止痛。
主治 便血，尿血，月经过多，崩漏，癫狂，多梦，惊风，昏厥，腹胀。

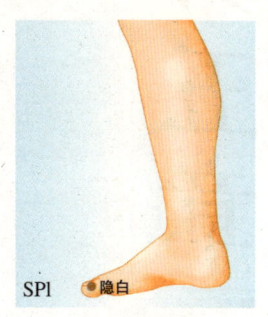

定位取法
在足大趾末节内侧，趾甲角旁0.1寸处。

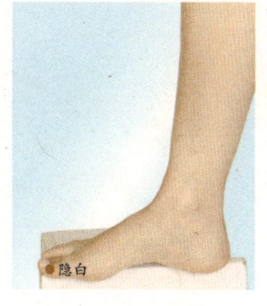

简便取法
足大趾趾甲内侧缘与下缘各作一垂线之交点处即隐白穴。

大都

功效 理气健脾，和胃调中，泄热安神。
主治 腹胀，胃痛，呕吐，泄泻，便秘，热病，无汗，心烦。

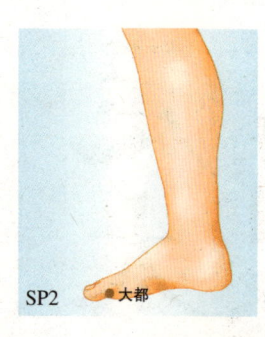

定位取法
在足内侧缘，足大趾内侧，第1跖趾关节前下方，赤白肉际处。

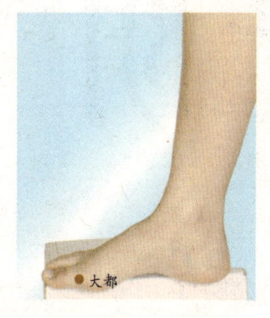

简便取法
足大趾与足掌所构成的关节，内侧前下方赤白肉际交界处有一凹陷即大都穴。

太白

功效 和胃健脾，清热化湿，行气止痛。
主治 胃痛，腹痛，肠鸣，腹胀，泄泻，呕吐，脚气，体重节痛。

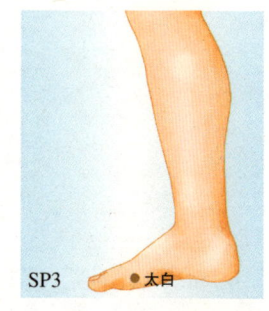

定位取法
在足内侧缘，当足第1跖骨小头后缘，赤白肉际凹陷处。

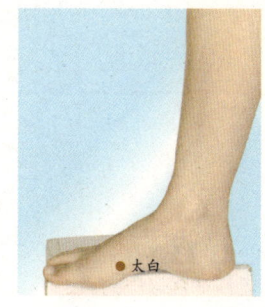

简便取法
足大趾与足掌所构成的关节，内侧后下方赤白肉际交界有一凹陷处即太白穴。

公 孙

功效 理气调中，健脾止泻，安神除烦。

主治 胃痛，呕吐，腹痛，饮食不化，泄泻，痢疾，心烦失眠，癫狂，嗜卧，足痛。

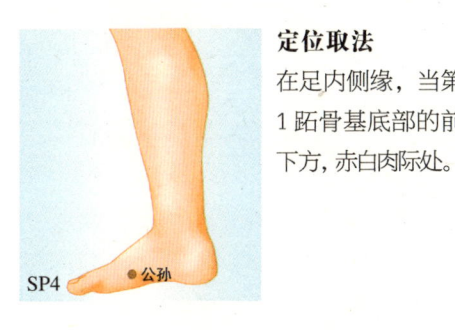

定位取法 在足内侧缘，当第1跖骨基底部的前下方，赤白肉际处。

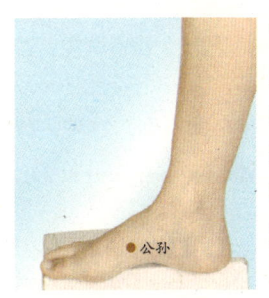

简便取法 足大趾与足掌所构成的关节内侧，弓形骨下缘赤白肉际有一凹陷处即公孙穴。

商 丘

功效 健脾化湿，和胃调中，利胆退黄，宁心安神。

主治 腹胀，泄泻，便秘，饮食不化，黄疸，倦怠嗜卧，癫狂。

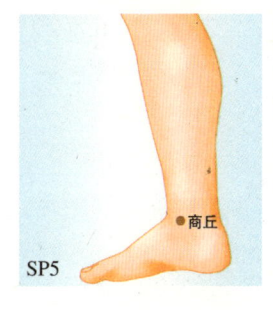

定位取法 在足内踝前下方凹陷处，当舟骨结节与内踝尖连线的中点处。

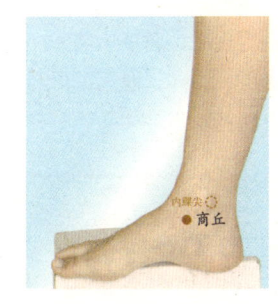

简便取法 足内踝尖前下方有一凹陷处即商丘穴。

三阴交

功效 健脾和胃，补益肝肾，调经固涩。

主治 肠鸣，腹胀，泄泻，月经不调，痛经，经闭，阴挺，产后血晕，不孕，阳痿，遗精，遗尿，疝气，小便不利，下肢痿痹。

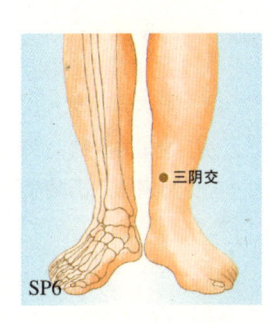

定位取法 在小腿内侧，当足内踝尖上3寸，胫骨内侧面后缘。

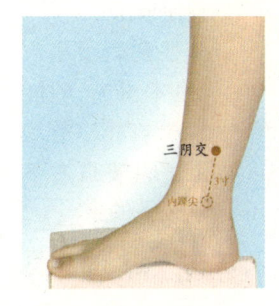

简便取法 足内踝尖上一夫的距离（3寸），胫骨内侧面后缘即三阴交穴。

漏 谷

功效 行气利尿，祛寒除湿，通络止痛。

主治 腹胀，肠鸣，小便不利，遗精，下肢痿痹，腿膝厥冷。

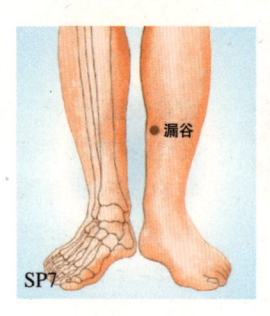

定位取法

在小腿内侧，当足内踝尖上6寸，胫骨内侧面后缘。

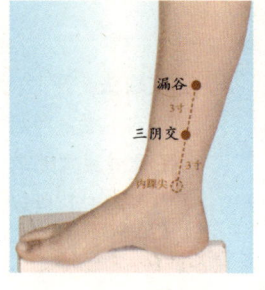

简便取法

足内踝尖上两个一夫的距离（6寸），胫骨内侧面后缘即漏谷穴。

地 机

功效 健脾燥湿，调经止遗，通络止痛。

主治 小便不利，水肿，腹痛，泄泻，月经不调，痛经，崩漏，遗精。

定位取法

在小腿内侧，当内踝尖与阴陵泉穴的连线上，阴陵泉穴下3寸。

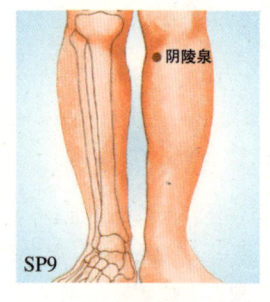

简便取法

先找到阴陵泉穴（见本页），阴陵泉穴与内踝尖连线上，阴陵泉穴下量一夫的距离（3寸）即地机穴。

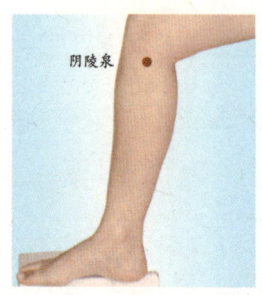

阴陵泉

功效 益气健脾，清利湿热，益肾调经，通络止痛。

主治 腹胀，泄泻，小便不利，水肿，黄疸，尿失禁，遗精，膝痛。

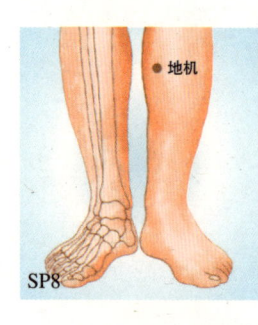

定位取法

在小腿内侧，当胫骨内侧髁下缘凹陷处。

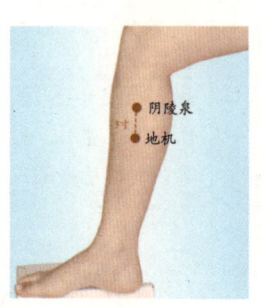

简便取法

小腿内侧胫骨内缘上，膝关节下方，胫骨向内上弯曲有一凹陷处即阴陵泉穴。

血 海

功效 清热凉血，利水化湿，调经止痛。
主治 瘾疹，湿疹，丹毒，皮肤瘙痒，小便淋涩，月经不调，痛经，闭经，崩漏，股内侧痛。

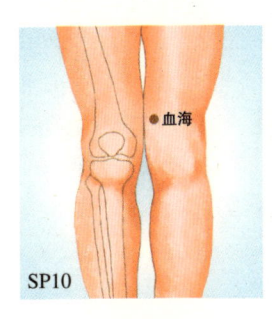

定位取法
屈膝，在髌骨内上缘上2寸，当股四头肌内侧头的隆起处。

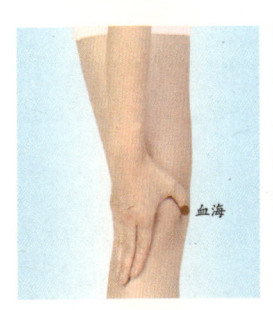

SP10

简便取法
手掌伏于膝盖骨上，拇指与其他四指成45°，拇指尖处即血海穴。

箕 门

功效 健脾渗湿，通利下焦，消肿止痛。
主治 小便不利，遗尿，腹股沟肿痛。

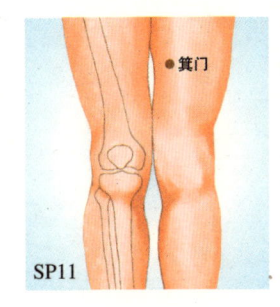

定位取法
在大腿内侧血海穴与冲门穴的连线上，当血海穴上6寸处。

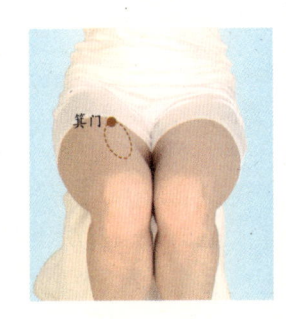

SP11

简便取法
坐位绷腿，大腿内侧有一形似鱼状的肌肉隆起，在上方鱼尾凹陷处即箕门穴。

冲 门

功效 健脾利湿，理气调经，解痉止痛。
主治 腹痛，疝气，崩漏，带下。

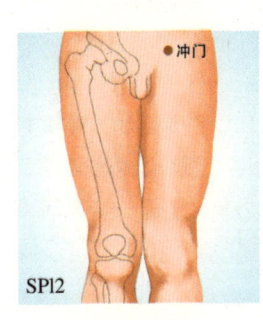

定位取法
在腹股沟外侧，距耻骨联合上缘中点3.5寸，当髂外动脉搏动处的外侧。

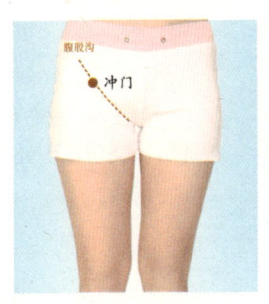

SP12

简便取法
腹股沟外侧可摸到搏动，搏动处外侧按压有酸胀感处即冲门穴。

府舍

功效 行气调中，消肿散结，通络止痛。
主治 腹痛、疝气、积聚等下腹部病证。

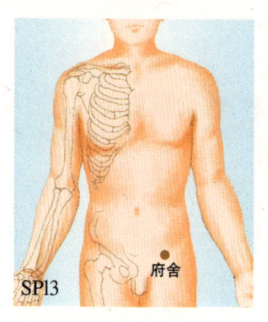

定位取法
在腹部，冲门穴直上0.7寸，前正中线旁开4寸处。

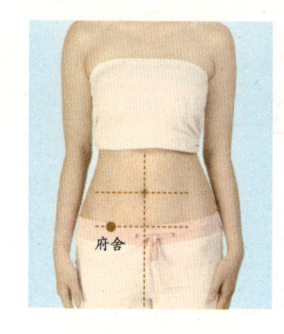

简便取法
肚脐沿前正中线向下量一掌宽度的距离（5寸），再水平旁开一掌宽度的距离即府舍穴。

腹结

功效 行气调中，通络止痛。
主治 腹痛，泄泻，食积，大便秘结。

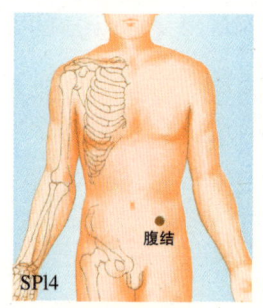

定位取法
在腹部，府舍穴上3寸，大横穴下1.3寸。

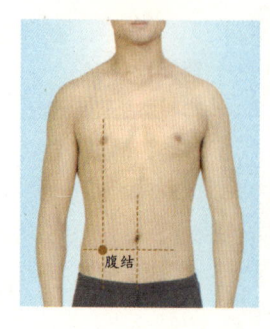

简便取法
先找到府舍穴（见本页），直上量一夫的距离（3寸），乳头直下处即腹结穴。

大横

功效 行气调中，和胃缓急，通络止痛。
主治 腹痛，泄泻，便秘。

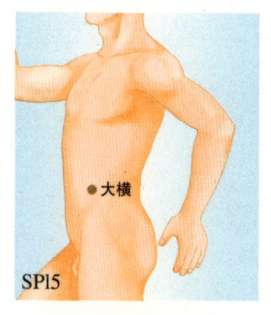

定位取法
在腹部，脐中水平旁开4寸处。

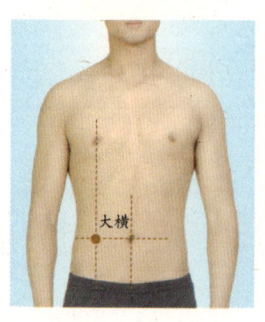

简便取法
乳头直下做一垂线，再由脐中央作一水平线，两线交点处即大横穴。

腹哀

功效 健脾和胃，理气调中，通络止痛。
主治 消化不良，腹痛，便秘，泄泻，痢疾。

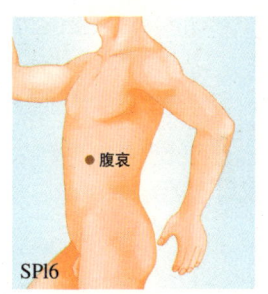

定位取法 在上腹部，脐上3寸，前正中线旁开4寸处。

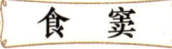

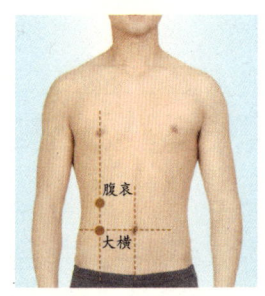

简便取法 先找到大横穴（见060页），直上量一夫的距离（3寸），即腹哀穴。

食窦

功效 行气止痛，宣肺平喘，健脾和中，利水消肿。
主治 胸胁胀痛，嗳气，反胃，腹胀，水肿。

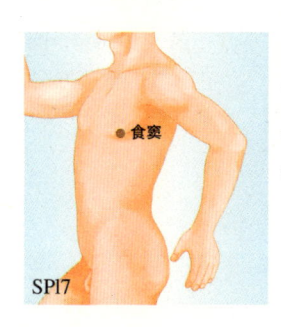

定位取法 在第5肋间隙，前正中线旁开6寸处。

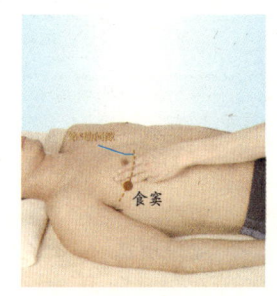

简便取法 乳头旁开三指定位法的距离（2寸），再垂直向下1个肋间隙处即食窦穴。

天溪

功效 理气宽中，止咳消肿，通乳消痈。
主治 胸胁疼，咳嗽，乳痈，乳少。

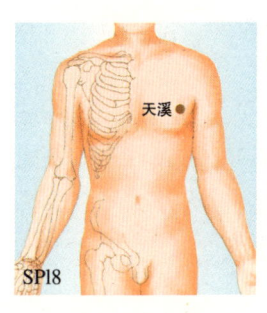

定位取法 在第4肋间隙，前正中线旁开6寸处。

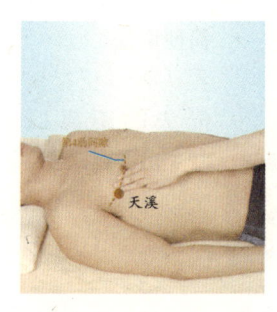

简便取法 乳头旁开三指定位法的距离（2寸），平乳头所在肋间隙即天溪穴。

胸 乡

功效 宣肺止咳，理气宽胸，通络止痛。
主治 胸胁胀痛，咳嗽，气逆。

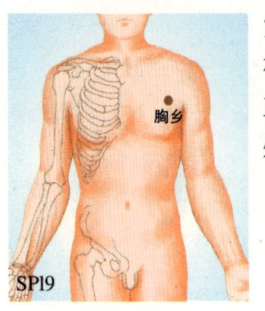

定位取法
在第3肋间隙，前正中线旁开6寸处。

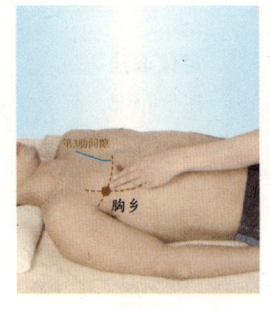

简便取法
乳头旁开三指定位法的距离（2寸），再直向上1个肋间隙处即胸乡穴。

周 荣

功效 宣肺止咳，理气宽胸，通络止痛。
主治 咳嗽，气逆，胸胁胀满，胁痛。

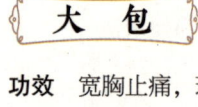

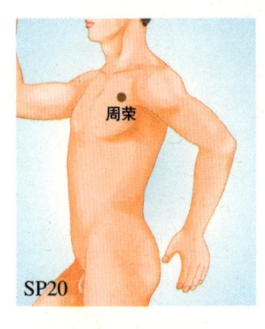

定位取法
在第2肋间隙，前正中线旁开6寸处。

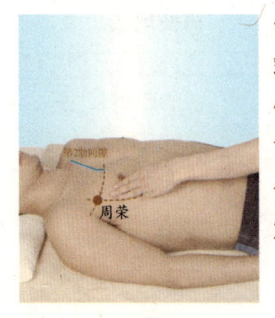

简便取法
乳头旁开三指定位法的距离（2寸），再直向上2个肋间隙处即周荣穴。

大 包

功效 宽胸止痛，理气调血，通络止痛。
主治 胸胁胀满，气喘，四肢无力，胁肋痛，全身疼痛。

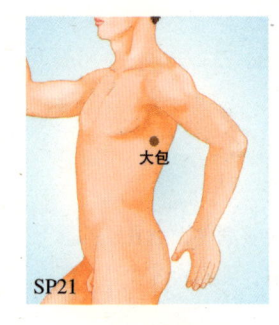

定位取法
在侧胸部腋中线上，当第6肋间隙处。

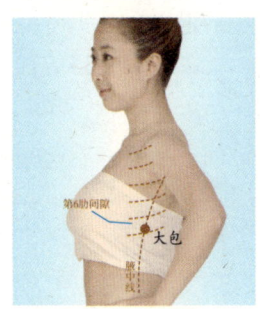

简便取法
身体保持正直，沿腋中线自上而下摸到第6肋间隙处即大包穴。

第六章 手少阴心经

极泉

功效 养心安神，消肿散结，理气宽胸。
主治 心痛，心悸胸闷，瘰疬，咽干烦渴，胁肋胀痛，肩臂疼痛，上肢不遂。

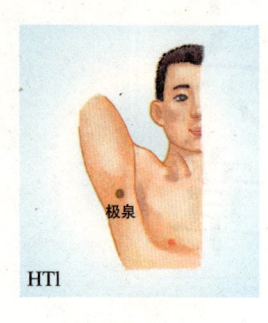

定位取法 在腋窝正中，腋动脉搏动处。

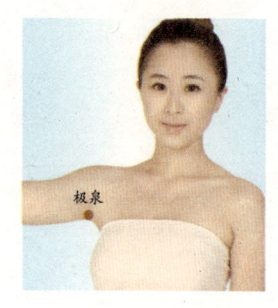

简便取法 上臂外展，腋窝顶点可触摸到动脉搏动处即极泉穴。

青灵

功效 理气宽胸，养心安神，通络止痛。
主治 头痛，振寒，胸胁痛，肩臂痛。

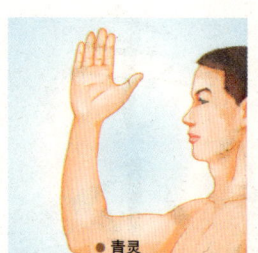

定位取法 臂内侧，在极泉穴与少海穴的连线上，肘横纹上3寸，肱二头肌的尺侧缘。

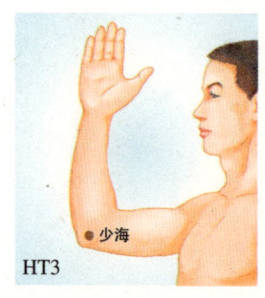

简便取法 伸臂，先找到少海穴（见本页）与极泉穴（见本页）二者连线，少海穴上量一夫的距离(3寸)即青灵穴。

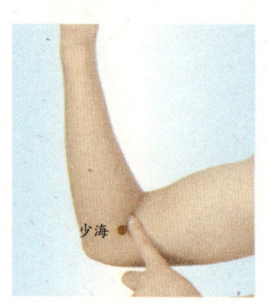

少海

功效 养心安神，理气散结，通络止痛。
主治 心痛，健忘，癫症，头项痛，瘰疬，腋胁痛，肘臂挛痛。

定位取法 屈肘，在肘横纹内侧端与肱骨内上髁连线的中点处。

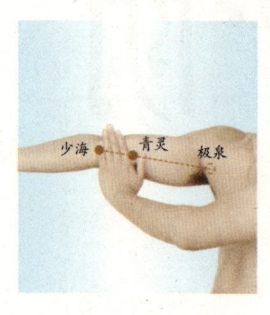

简便取法 屈肘90°，肘横纹内侧端凹陷处即少海穴。

灵 道

功效 养心安神，祛风止痉，通络止痛。
主治 心痛，心悸怔忡，暴喑，舌强不语，肘臂挛痛。

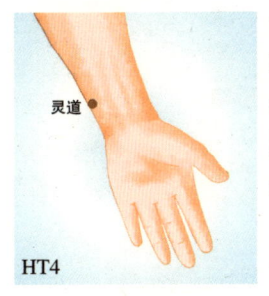

定位取法
在前臂掌侧，腕横纹上1.5寸，尺侧腕屈肌腱的桡侧缘处。

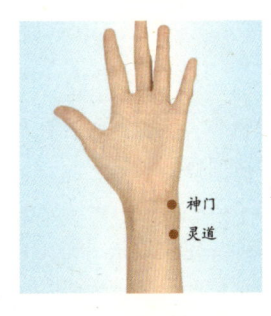

简便取法
先找到神门穴（见066页），再向上量取二指定位法的距离（1.5寸）即灵道穴。

通 里

功效 清心安神，祛风止痛，通络止痛。
主治 心悸，怔忡，舌强不语，暴喑，腕臂痛。

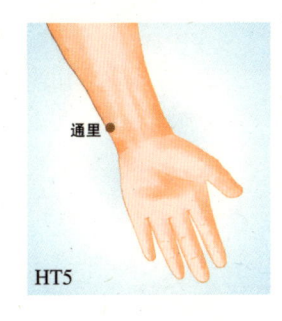

定位取法
在前臂掌侧，腕横纹上1寸，尺侧腕屈肌腱的桡侧缘处。

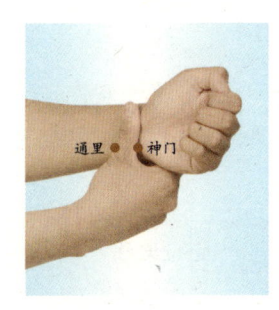

简便取法
握拳，沿两筋（掌长肌腱与桡侧腕屈肌腱）间的凹陷从腕横纹向上量1横指距离（1寸）即通里穴。

阴 郄

功效 养心安神，清热止血，通络止痛。
主治 心痛，心悸，惊恐，吐血，鼻出血，暴喑失语，骨蒸盗汗。

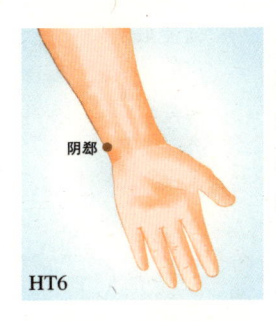

定位取法
在前臂掌侧，腕横纹上0.5寸，尺侧腕屈肌腱的桡侧缘。

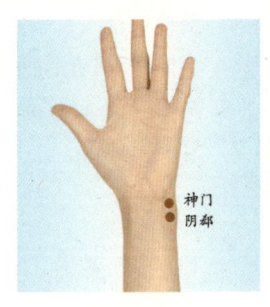

简便取法
握拳，沿两筋（掌长肌腱与桡侧腕屈肌腱）间的凹陷从腕横纹向上量半横指的宽度（0.5寸）即阴郄穴。

神门

功效 养心安神，理气止血，平肝熄风。
主治 心痛，心烦，惊悸，怔忡，失眠，健忘，癫狂痫，胸胁痛，高血压，掌中热。

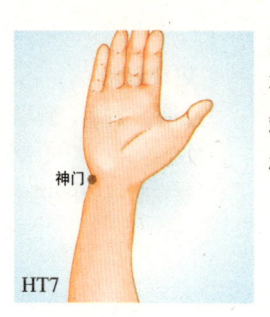

定位取法
在腕掌侧横纹尺侧端，尺侧腕屈肌的桡侧凹陷处。

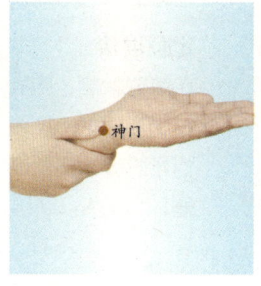

简便取法
一手四指环握另一手手腕，弯曲握手的拇指与其示指相对，拇指指甲尖所在的凹陷处即神门穴。

少府

功效 清心泻火，解毒熄风，行气利尿。
主治 心悸，胸痛，痈疡，小便不利，遗尿，小指挛痛。

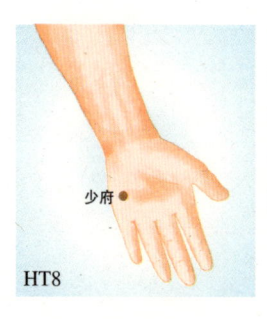

定位取法
在手掌面第4、第5掌骨之间，握拳时当小指与无名指指端之间处。

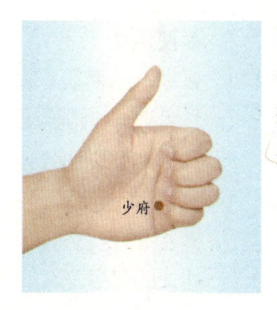

简便取法
半握拳，小指尖所指处即靠近无名指处即少府穴。

少冲

功效 开窍醒神，解毒祛风，通络止痛。
主治 心悸，心痛，癫狂，热病，脑卒中，昏迷，臂内后廉痛，胸胁痛。

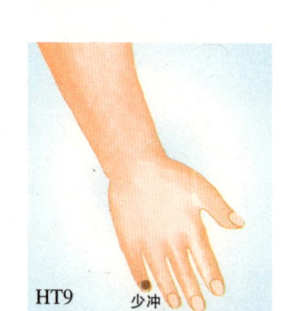

定位取法
在小指桡侧端，指甲角旁约0.1寸处。

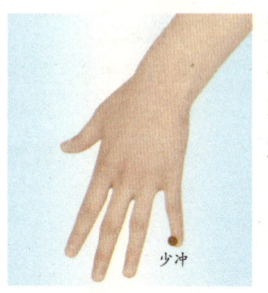

简便取法
小指上，指甲底部靠无名指侧即少冲穴。

第七章

手太阳小肠经

少泽

功效 清热利咽，开窍醒神，通络下乳。
主治 头痛，目翳，咽喉肿痛，热病，耳鸣，耳聋，昏迷，乳痈，乳少，肩臂外侧后缘疼痛。

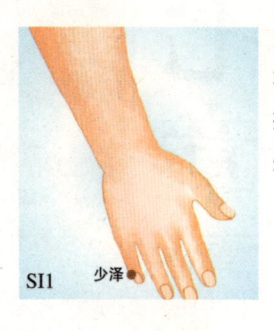

定位取法
在小指尺侧端，小指指甲角旁 0.1 寸处。

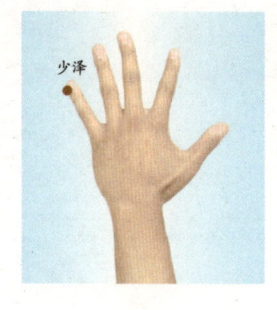

简便取法
小指上，指甲底部与指甲尺侧引线交点处即少泽穴。

前谷

功效 清利头目，清热安神，通络止痛。
主治 热病，头痛，目痛，咽喉肿痛，无汗，疟疾，耳鸣，乳少。

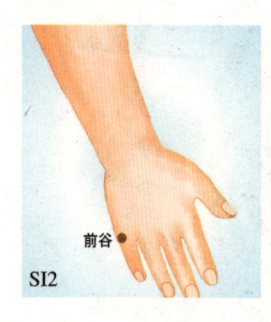

定位取法
微握拳，在第 5 掌指关节前尺侧，掌指横纹头赤白肉际处。

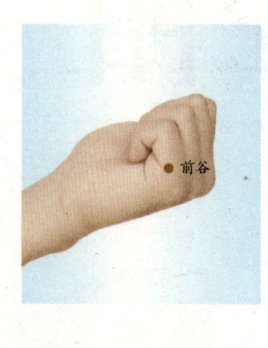

简便取法
握拳，小指掌指关节有一皮肤皱襞突起，其尖端前面近指端处即前谷穴。

后溪

功效 清心安神，解毒熄风，通络止痛。
主治 耳聋，目赤，咽喉肿痛，热病，疟疾，头项强痛，手指及肘臂挛痛，腰背痛。

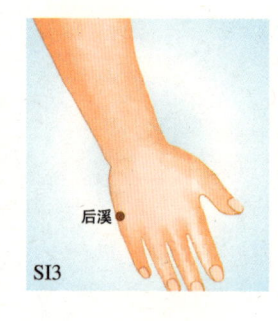

定位取法
微握拳，在第 5 掌指关节后尺侧，掌横纹头赤白肉际处。

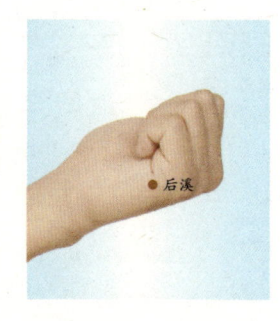

简便取法
握拳，小指掌指关节有一皮肤皱襞突起，其尖端后面近手掌处即后溪穴。

第七章　手太阳小肠经

腕　骨

功效　清利头目，祛湿退黄，解毒熄风。
主治　头痛，项强，耳鸣，耳聋，目翳，热病，疟疾，黄疸，消渴，指挛腕痛。

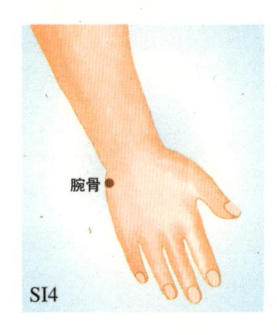

定位取法
第5掌骨基底与钩骨之间的凹陷，赤白肉际处。

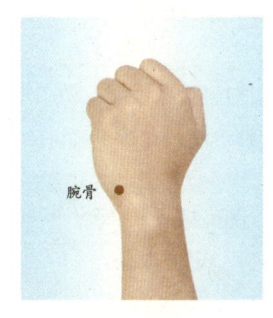

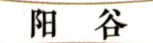

简便取法
微握拳，先找到后溪穴（见068页）向腕部推，摸到有两骨结合凹陷处即腕骨穴。

阳　谷

功效　清热安神，平肝潜阳，通络止痛。
主治　头痛，目眩，耳鸣，耳聋，热病，癫狂痫，颈颔肿痛，臂外侧痛，腕痛。

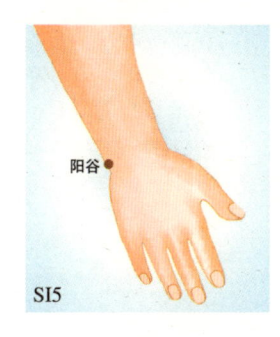

定位取法
在腕背横纹尺侧端，当尺骨茎突与三角骨之间凹陷处。

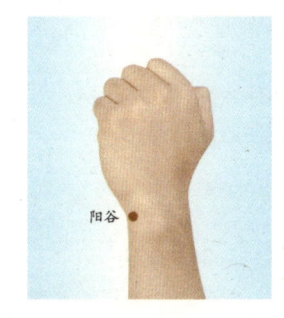

简便取法
在腕背面，尺骨茎突远端有一凹陷处即阳谷穴。

养　老

功效　清利头目，熄风安神，舒筋活络。
主治　目视不明，目眩，耳鸣，耳聋，肩、背、肘、臂酸痛，急性腰痛。

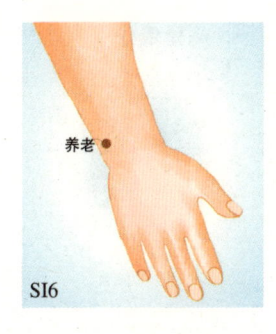

定位取法
手掌向胸，在尺骨茎突桡侧骨缝缘凹陷处。

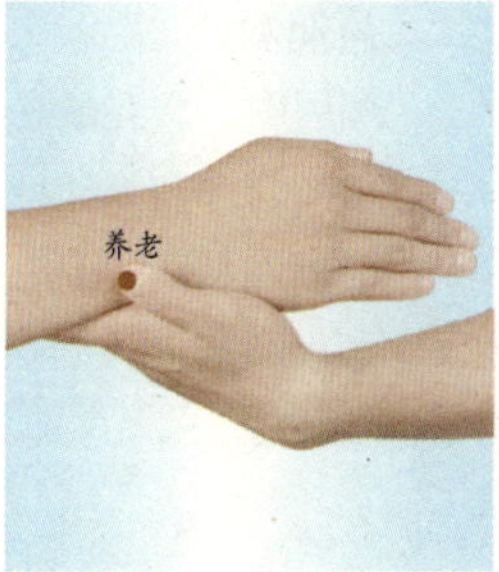

简便取法
屈腕掌心向胸，沿小指侧隆起高骨向桡侧推，触及一骨缝凹陷处即养老穴。

支 正

功效 安神定志，清热祛风，通络止痛。
主治 头痛，项强，热病，癫狂，消渴，肘臂挛痛，手指痛。

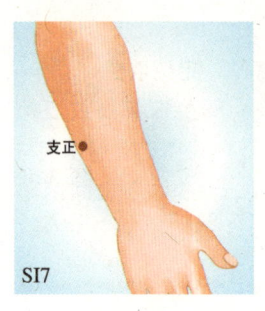

定位取法 在前臂外侧后缘，当阳谷穴与小海穴连线上，阳谷穴上5寸处。

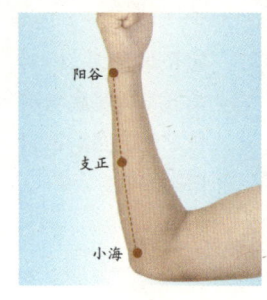

简便取法 先找到阳谷穴（见069页）与小海穴（见本页）位置，取二者连线中点向阳谷穴量1横指的距离（1寸）即支正穴。

小 海

功效 清心祛风，清热定痫，通络止痉。
主治 肘臂疼痛，上肢麻木，癫痫。

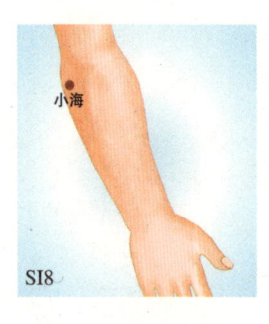

定位取法 屈肘，当尺骨鹰嘴与肱骨内上髁之间凹陷处。

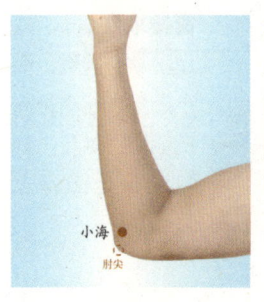

简便取法 屈肘时，肘尖最高点与肘部内侧高骨最高点之间凹陷处即小海穴。

肩 贞

功效 祛风利窍，活络止痛。
主治 肩臂疼痛，手臂麻木，上肢不遂，瘰疬，耳鸣、耳聋。

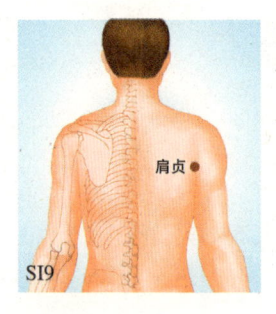

定位取法 臂内收，腋后纹头上1寸处。

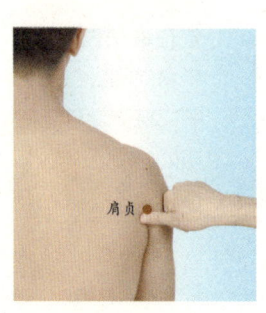

简便取法 正坐垂臂，从腋后纹头向上量1横指距离（1寸）即肩贞穴。

第七章 手太阳小肠经

臑俞

功效 舒筋活络，散结消肿，通络止痛。
主治 肩臂疼痛，肩不举，瘰疬。

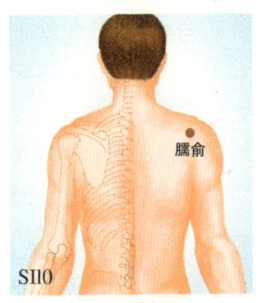

定位取法
腋后纹头直上，肩胛冈下缘凹陷处。

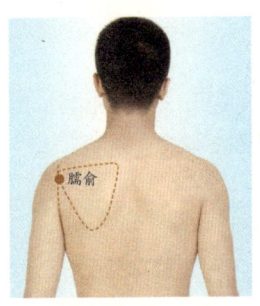

简便取法
手臂内收，腋后纹末端肩贞穴（见070页）向上推至肩胛骨下缘处即臑俞穴。

天宗

功效 舒筋活络，止咳化痰，理气散结。
主治 肩胛疼痛，肩臂外后侧痛，气喘，乳痈。

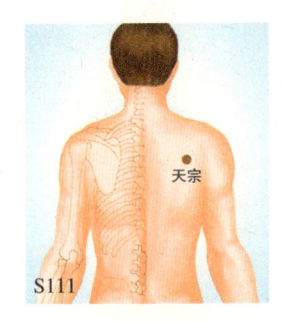

定位取法
肩胛骨冈下窝中央凹陷处，约当肩胛冈下缘与肩胛下角之间的上1/3折点处。

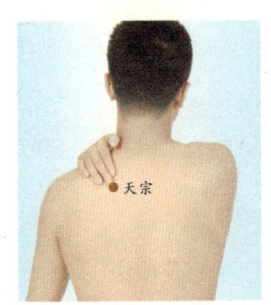

简便取法
对侧手经颈下过肩，手平伸向肩胛骨处，中指指腹所在处即天宗穴。

秉风

功效 祛风止痉，理气止咳，通络止痛。
主治 肩胛疼痛，咳嗽，上肢酸麻，不举。

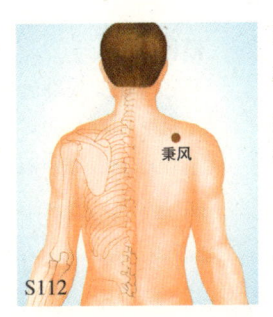

定位取法
在肩胛骨冈上窝中央，当天宗穴直上，举臂有凹陷处。

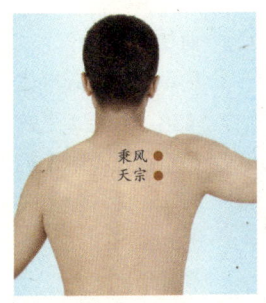

简便取法
在肩胛骨冈上窝中央，天宗穴（见本页）直上，肩胛冈上缘凹陷处即秉风穴。

曲垣

功效 祛风止痉，舒筋活络。
主治 肩背痛，肩胛部拘挛疼痛，颈项强急。

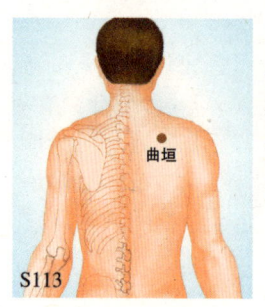

定位取法
在肩胛骨冈上窝内侧端，当臑俞穴与第2胸椎棘突连线的中点处。

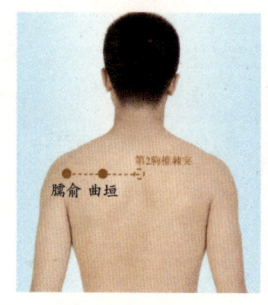

简便取法
后颈部最突起椎体（第7颈椎）往下数2个突起（第2胸椎），与臑俞穴（见071页）连线中点处即曲垣穴。

肩外俞

功效 祛风止痉，舒筋活络。
主治 肩胛部拘挛疼痛，肩背酸痛，颈项强急。

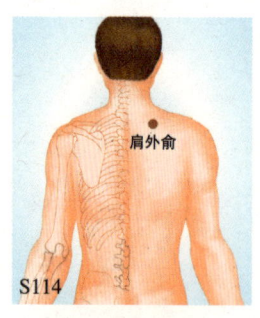

定位取法
在第1胸椎棘突下，后正中线旁开3寸处。

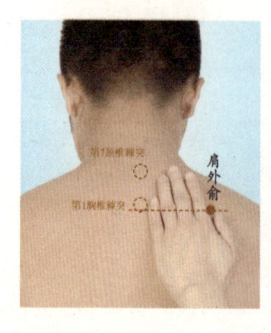

简便取法
后颈部最突起椎体（第7颈椎）下数1个突起（第1胸椎），旁开量一夫的距离（3寸）即肩外俞穴。

肩中俞

功效 祛风止痉，舒筋活络，止咳平喘。
主治 肩背疼痛，落枕，咳嗽，气喘。

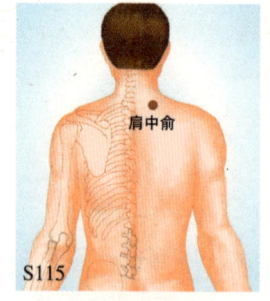

定位取法
在第7颈椎棘突下，后正中线旁开2寸处。

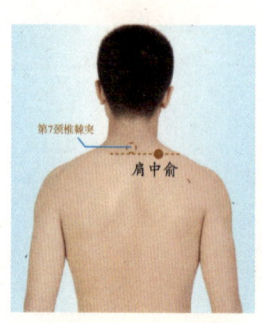

简便取法
后颈部最突起椎体（第7颈椎）旁开量三指定位法的距离（2寸）即肩中俞穴。

天 窗

功效 平肝熄风，消肿止痛，通络止痛。
主治 耳鸣，耳聋，咽喉肿痛，暴喑，颈项强痛。

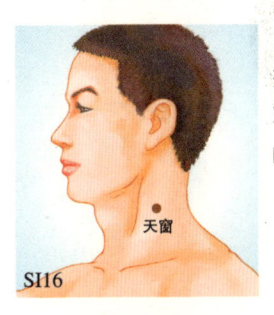

定位取法
扶突穴后，在胸锁乳突肌的后缘，约喉结旁开 3.5 寸。

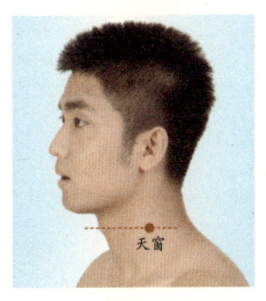

简便取法
在胸锁乳突肌后缘与喉结相平处即天窗穴。

天 容

功效 平肝熄风，利咽消肿，通络止痛。
主治 耳鸣，耳聋，咽喉肿痛，颈项肿痛。

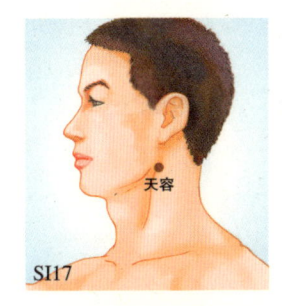

定位取法
在下颌角后，胸锁乳突肌前缘凹陷处。

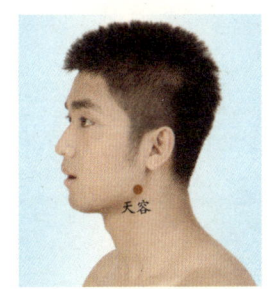

简便取法
耳垂下方的下颌角后方凹陷处即天容穴。

颧 髎

功效 熄风止痉，清热消肿，通络止痛。
主治 口眼歪斜，眼睑瞤动，齿痛，三叉神经痛。

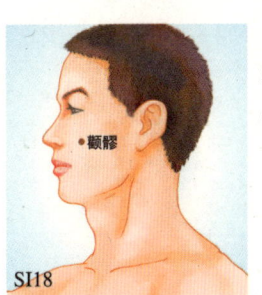

定位取法
在目外眦直下，颧骨下缘凹陷处。

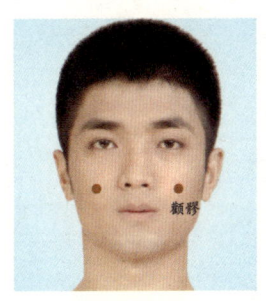

简便取法
在面部，颧骨最高点下缘有一凹陷处即颧髎穴。

听 宫

功效 聪耳利齿，通络止痛，熄风开窍。
主治 耳鸣，耳聋，齿痛，癫狂痫。

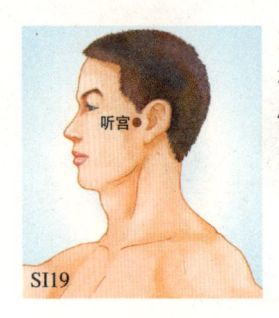

定位取法 在耳屏前，下颌骨髁状突的后方，张口时呈凹陷处。

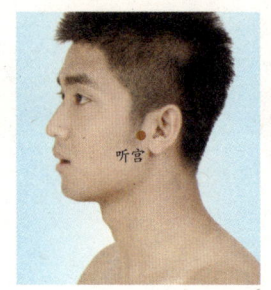

SI19

简便取法 微张口，耳屏前与下颌关节之间有一凹陷处即听宫穴。

第八章 足太阳膀胱经

睛 明

功效 清热明目，安神益智，活血定痛。
主治 目赤肿痛，流泪，视物不明，目眩，近视，夜盲，心悸，怔忡，急性腰扭伤，坐骨神经痛。

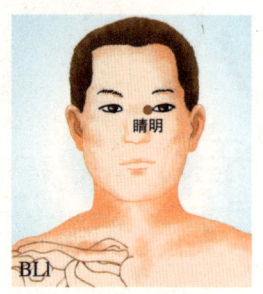

定位取法
目内眦角稍内上方凹陷处。

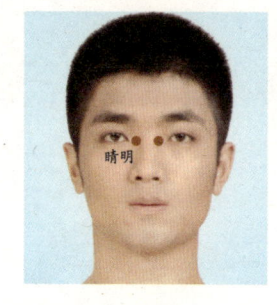

简便取法
在目内眦角稍内上有一凹陷处即睛明穴。

攒 竹

功效 清热明目，祛风通络，降逆止痛。
主治 目眩，目赤肿痛，目视不明，流泪，眼睑𥆧动，眼睑下垂，口眼歪斜，头痛，眉棱骨痛，呃逆。

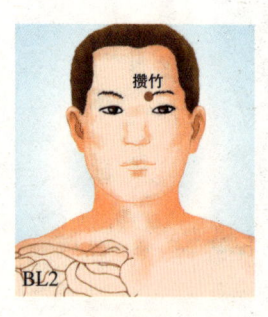

定位取法
眉头凹陷处，约在目内眦直上。

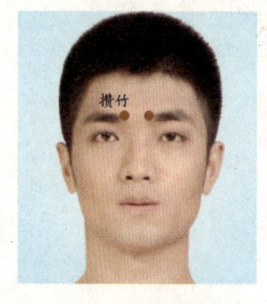

简便取法
眉毛内侧端有一隆起，约在目内眦直上处即攒竹穴。

眉 冲

功效 明目止眩，祛风通络，清热利窍。
主治 头痛，眩晕，目视不明，鼻塞，鼻出血。

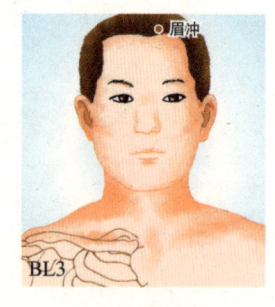

定位取法
攒竹穴直上入发际0.5寸。

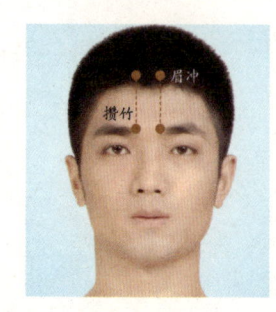

简便取法
手指自攒竹穴（见本页）向上，入发际半横指的距离（0.5寸）即眉冲穴。

曲差

功效 清热利窍，平肝潜阳，安神明目。
主治 头痛，头晕，目视不明，目痛，鼻塞，鼻出血。

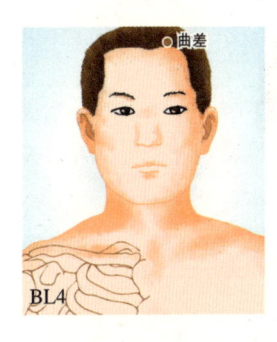

定位取法 在前发际正中直上0.5寸，旁开1.5寸。

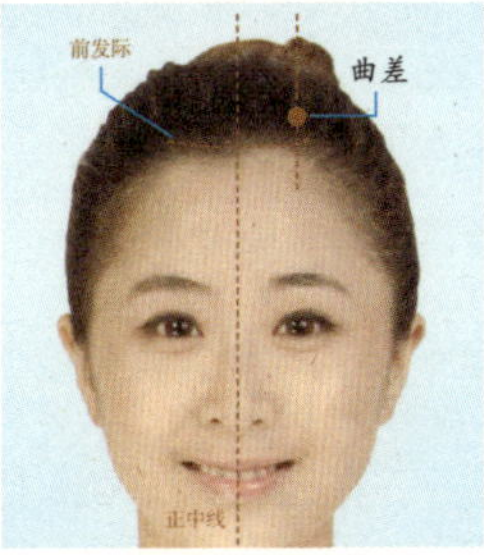

简便取法 前发际正中直上半横指的距离（0.5寸），正中线再旁开二指定位法的距离（1.5寸）处即曲差穴。

五处

功效 清热明目，平肝祛风，镇痉安神。
主治 目视不明，目眩，头痛，癫痫，鼻出血。

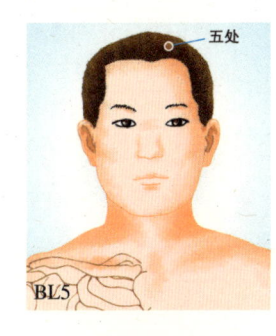

定位取法 在前发际正中直上1寸，旁开1.5寸。

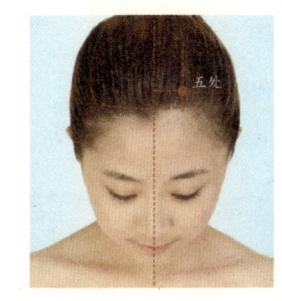

简便取法 在前发际正中直上1横指距离（1寸），旁开二指定位法的距离（1.5寸）处即五处穴。

承光

功效 清热利窍，明目安神，和胃止呕。
主治 头痛，目眩，目视不明，鼻塞流涕，癫痫，心烦，呕吐。

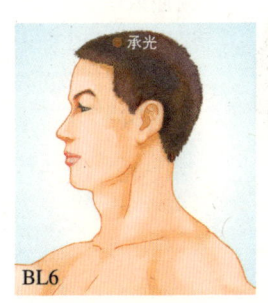

定位取法 在前发际正中直上2.5寸，旁开1.5寸处。

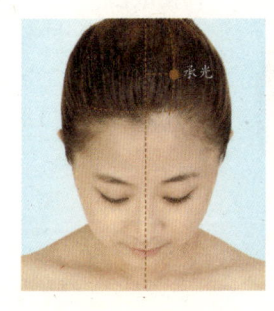

简便取法 前发际正中直上两个1横指再加半横指的距离（2.5寸），旁开二指定位法的距离（1.5寸）处即承光穴。

通天

功效 清热祛风，通鼻利窍，通络止痛。
主治 头痛，头重，眩晕，鼻塞，鼻窦炎，鼻出血。

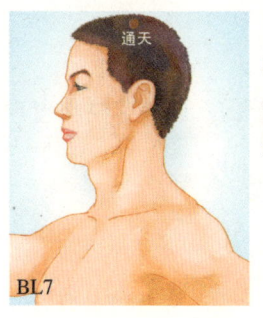

定位取法 在前发际正中直上4寸，旁开1.5寸处。

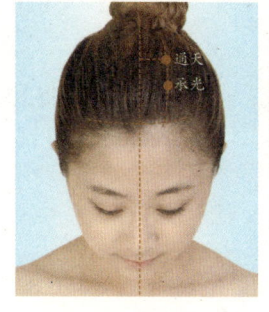

简便取法 先取承光穴（见077页），其直上二指定位法的距离（1.5寸）即通天穴。

络却

功效 清热明目，平肝熄风，益气安神。
主治 眩晕，耳鸣，目视不明，鼻塞，头痛。

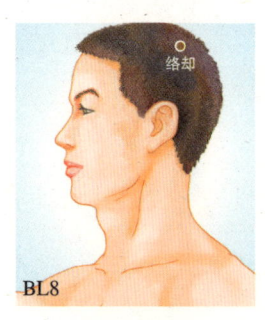

定位取法 在前发际正中直上5.5寸，旁开1.5寸处。

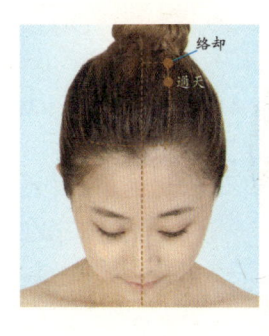

简便取法 先取通天穴（见本页），其直上二指定位法的距离（1.5寸）即络却穴。

玉枕

功效 清热明目，降逆止呕，通络开窍。
主治 头项痛，目痛，鼻塞，呕吐。

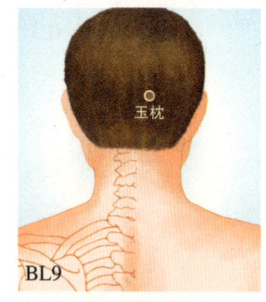

定位取法 在后发际正中直上2.5寸，后发际正中旁开1.3寸处。

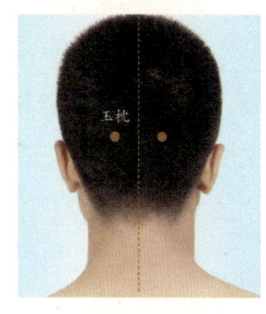

简便取法 沿后发际正中向上轻推，枕骨旁有一骨性隆起的外上缘有一凹陷处即玉枕穴。

天柱

功效 清利头目，强筋壮骨，通络止痛。
主治 头痛，项强，眩晕，鼻塞，目赤肿痛，热病，腰酸背痛。

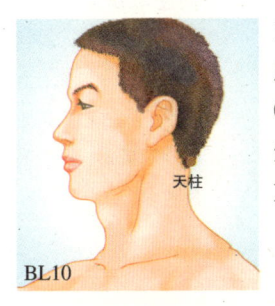

定位取法
后发际正中直上0.5寸（哑门穴），旁开1.3寸，当斜方肌外缘凹陷处。

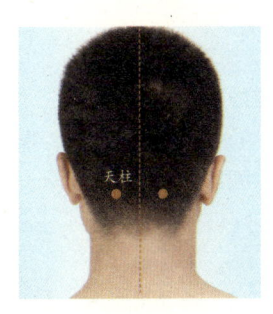

简便取法
颈后两条大筋，在其外侧，后发际边缘可触及一凹陷处即天柱穴。

大杼

功效 清热利窍，强筋壮骨，通络止痛。
主治 咳嗽，发热，头痛，颈项拘急，肩背痛。

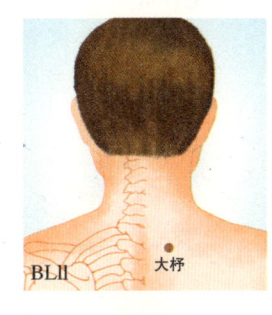

定位取法
在第1胸椎棘突下，后正中线旁开1.5寸处。

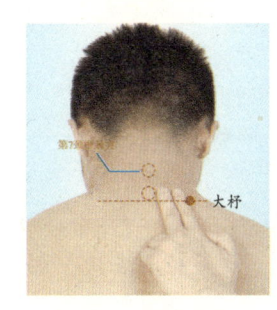

简便取法
低头，最高突起向下推1个椎体，下缘旁开二指定位法的距离（1.5寸）处即大杼穴。

风门

功效 清热宣肺，平肝潜阳，通络止痛。
主治 感冒，咳嗽，发热，头痛，目眩，项强，胸背痛，鼻塞流涕。

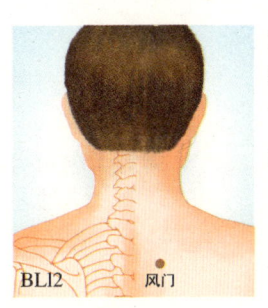

定位取法
在第2胸椎棘突下，后正中线旁开1.5寸处。

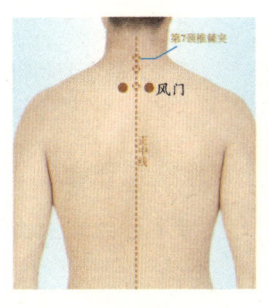

简便取法
低头，最高突起向下推2个椎体，下缘旁开二指定位法的距离（1.5寸）处即风门穴。

肺俞

功效 宣肺解表，清热理气，滋阴止血。
主治 咳嗽，气喘，咯血，胸满，背痛，骨蒸，潮热，盗汗。

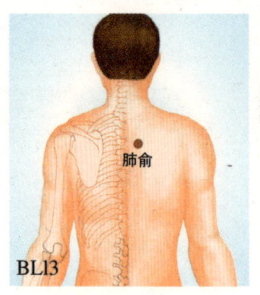

定位取法 在第 3 胸椎棘突下，后正中线旁开 1.5 寸处。

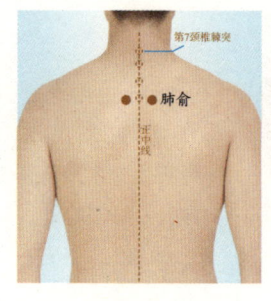

简便取法 低头，最高突起向下推 3 个椎体，下缘旁开二指定位法的距离（1.5 寸）即肺俞穴。

厥阴俞

功效 理气宽胸，降逆止呕，养阴活血。
主治 心悸，心痛，咳嗽，胸闷，呕吐。

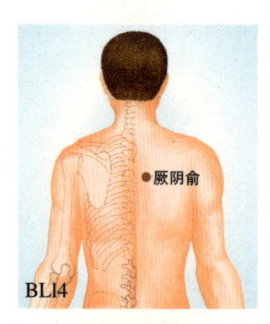

定位取法 在第 4 胸椎棘突下，后正中线旁开 1.5 寸处。

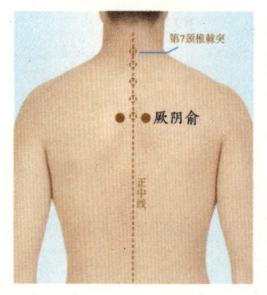

简便取法 低头，最高突起向下推 4 个椎体，下缘旁开二指定位法的距离（1.5 寸）处即厥阴俞穴。

心俞

功效 理气宽胸，安神通络，温肾固摄。
主治 心痛，心悸，心烦，失眠，健忘，癫狂痫，咳嗽，吐血，胸背痛，盗汗，梦遗。

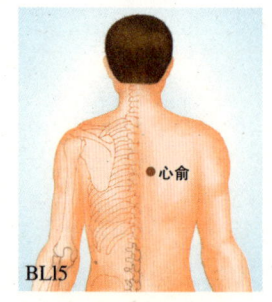

定位取法 在第 5 胸椎棘突下，后正中线旁开 1.5 寸处。

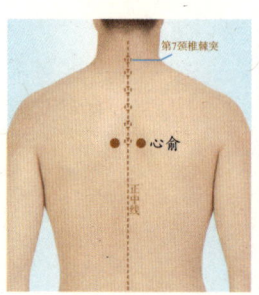

简便取法 低头，最高突起向下推 5 个椎体，下缘旁开二指定位法的距离（1.5 寸）处即心俞穴。

督俞

功效 理气通脉，和胃降逆，养心止痛。
主治 气喘，腹痛，腹胀，肠鸣，呃逆，心痛，胸闷。

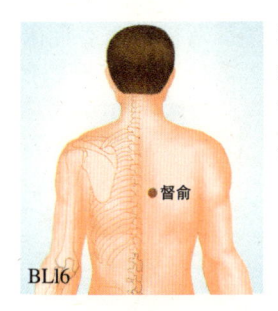

定位取法
在第6胸椎棘突下，后正中线旁开1.5寸处。

BL16

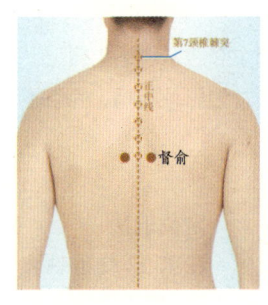

简便取法
低头，最高突起向下推6个椎体，下缘旁开二指定位法的距离（1.5寸）处即督俞穴。

膈俞

功效 理气宽中，健脾和胃，滋肾养肝，理血通脉。
主治 咳嗽，气喘，胃脘痛，呕吐，呃逆，吐血，潮热，盗汗，瘾疹，皮肤瘙痒。

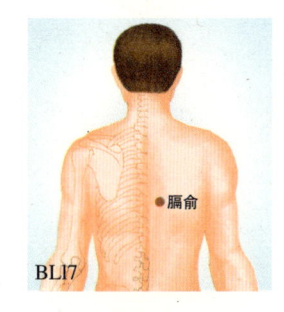

定位取法
在第7胸椎棘突下，旁开1.5寸处。

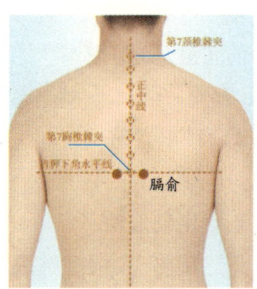

BL17

简便取法
肩胛下角水平连线与脊柱相交椎体处，正中线旁开二指定位法的距离（1.5寸）处即膈俞穴。

肝俞

功效 疏肝明目，清热利胆，理气祛痰。
主治 胁痛，黄疸，吐血，目赤，目视不明，眩晕，夜盲，癫狂痫证，脊背痛。

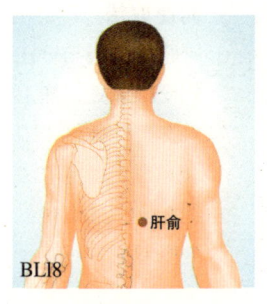

定位取法
在第9胸椎棘突下，后正中线旁开1.5寸处。

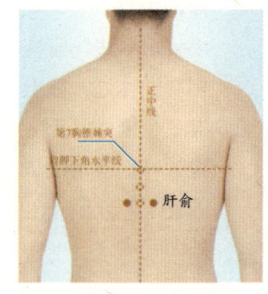

BL18

简便取法
肩胛下角水平连线与脊柱相交椎体处，往下推2个椎体，正中线旁开二指定位法的距离（1.5寸）处即肝俞穴。

胆俞

功效 疏肝利胆，清热化湿，通络止痛。
主治 黄疸，口苦，呕吐，肺痨，潮热，胁痛。

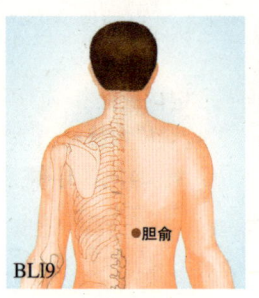

定位取法
在第10胸椎棘突下，后正中线旁开1.5寸处。

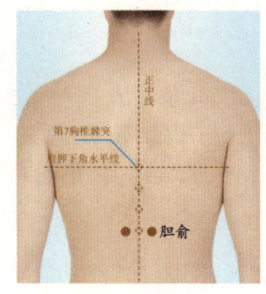

简便取法
肩胛下角水平连线与脊柱相交椎体处，往下推3个椎体，正中线旁开二指定位法的距离（1.5寸）处即胆俞穴。

脾俞

功效 健脾和胃，升清固摄，疏肝解郁。
主治 腹胀，腹泻，腹痛，消化不良，呕吐，痢疾，便血，黄疸，水肿，背痛。

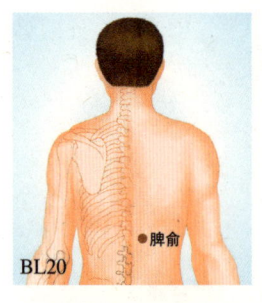

定位取法
在第11胸椎棘突下，后正中线旁开1.5寸处。

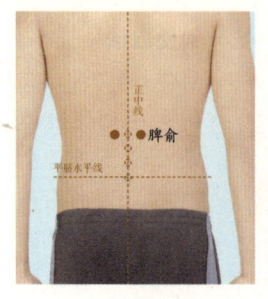

简便取法
平脐水平线与脊柱相交椎体处，往上推3个椎体，正中线旁开二指定位法的距离（1.5寸）处即脾俞穴。

胃俞

功效 和胃健脾，调中降逆，通络止痛。
主治 胃脘痛，呕吐，腹胀，肠鸣，完谷不消，腰背痛。

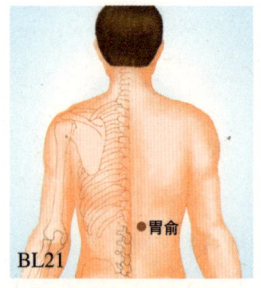

定位取法
在第12胸椎棘突下，后正中线旁开1.5寸处。

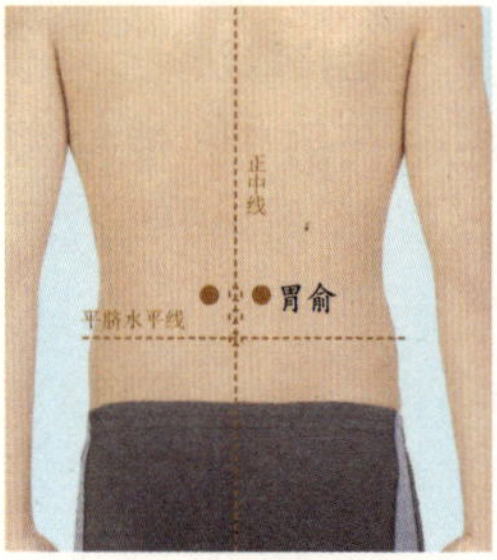

简便取法
平脐水平线与脊柱相交椎体处，往上推2个椎体，正中线旁开二指定位法的距离（1.5寸）处即胃俞穴。

三焦俞

功效 和胃健脾，补肾利水，通络止痛。

主治 肠鸣，腹胀，呕吐，腹泻，痢疾，小便不利，水肿，胸胁痛，腰背痛。

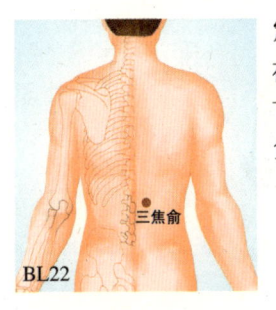

定位取法 在第1腰椎棘突下，后正中线旁开1.5寸处。

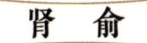

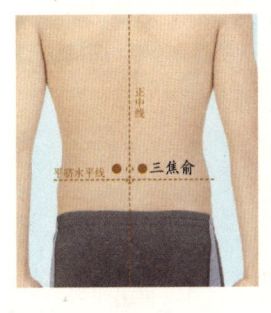

简便取法 平脐水平线与脊柱相交椎体处，往上推1个椎体，正中线旁开二指定位法的距离（1.5寸）处即三焦俞穴。

肾俞

功效 温肾助阳，生精益髓，清肝泻火，利水消肿。

主治 阳痿，遗精，早泄，不孕，遗尿，头晕，耳鸣，耳聋，小便不利，水肿，月经不调，带下，腰背酸痛。

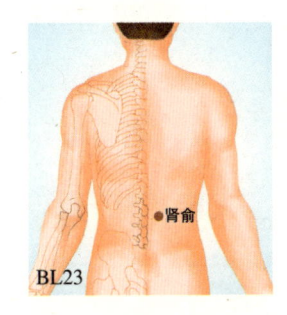

定位取法 在第2腰椎棘突下，后正中线旁开1.5寸处。

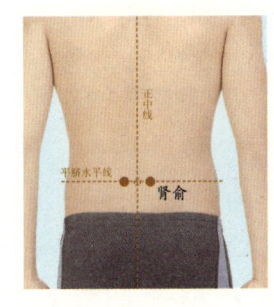

简便取法 平脐水平线与脊柱相交椎体处，正中线旁开二指定位法的距离（1.5寸）处即肾俞穴。

气海俞

功效 补气调血，温养冲任，活血化瘀。

主治 痛经，肠鸣腹胀，痔疾，腰痛。

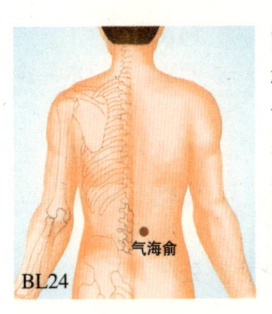

定位取法 在第3腰椎棘突下，后正中线旁开1.5寸处。

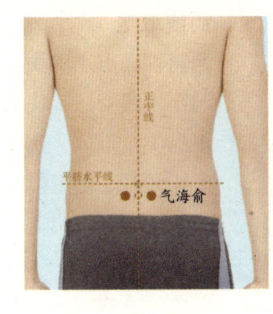

简便取法 平脐水平线与脊柱相交椎体处，往下推1个椎体，正中线旁开二指定位法的距离（1.5寸）处即气海俞穴。

大肠俞

功效 祛寒除湿,熄风调中,补益脾肾。
主治 腹胀,腹痛,泄泻,便秘,腰脊疼痛。

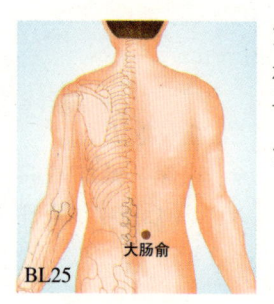

定位取法 在第4腰椎棘突下,后正中线旁开1.5寸处。

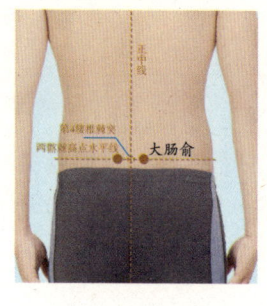

简便取法 两髂棘高点水平线与正中线交点,旁开二指定位法的距离(1.5寸)处即大肠俞穴。

关元俞

功效 通经止痛,温肾固摄,养阴生津,调理下焦。
主治 腹胀,泄泻,小便频数或不利,遗尿,消渴,腰骶痛。

定位取法 在第5腰椎棘突下,后正中线旁开1.5寸处。

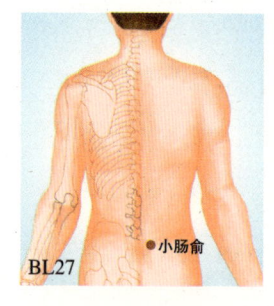

简便取法 两髂棘高点水平线与正中线交点,往下推1个椎体,正中线旁开二指定位法的距离(1.5寸)处即关元俞穴。

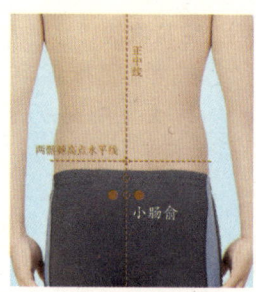

小肠俞

功效 调理下焦,健脾固摄,通络止痛。
主治 带下,腹痛,泄泻,痢疾,遗精,遗尿,尿血,痔疾,腰腿痛。

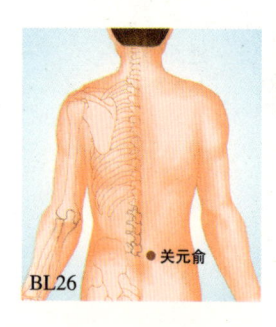

定位取法 在骶正中嵴旁1.5寸,平第1骶后孔处。

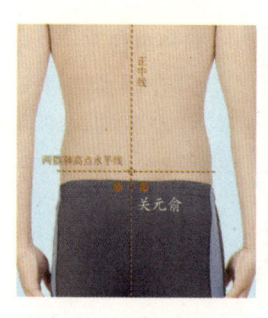

简便取法 两髂棘高点水平线与正中线交点,往下推2个椎体,正中线旁开二指定位法的距离(1.5寸)处即小肠俞穴。

膀胱俞

功效 温肾固摄，补脾益肾，通络止痛。
主治 遗尿，遗精，小便不利，泄泻，便秘，腰骶痛。

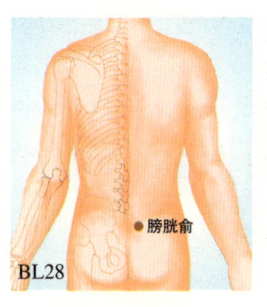

定位取法 在骶正中嵴旁1.5寸，平第2骶后孔处。

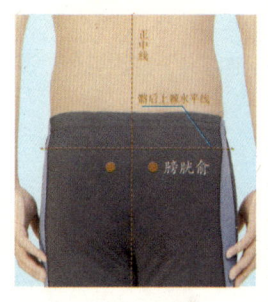

简便取法 髂后上棘水平线与正中线交点，往下推1个椎体，正中线旁开二指定位法的距离（1.5寸）处即膀胱俞穴。

中膂俞

功效 祛寒除湿，养阴清热，生津润燥，通络止痛。
主治 泄泻，消渴，腰骶痛，疝气。

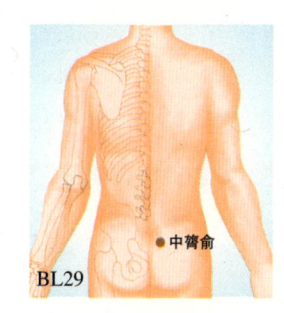

定位取法 在骶正中嵴旁1.5寸，平第3骶后孔处。

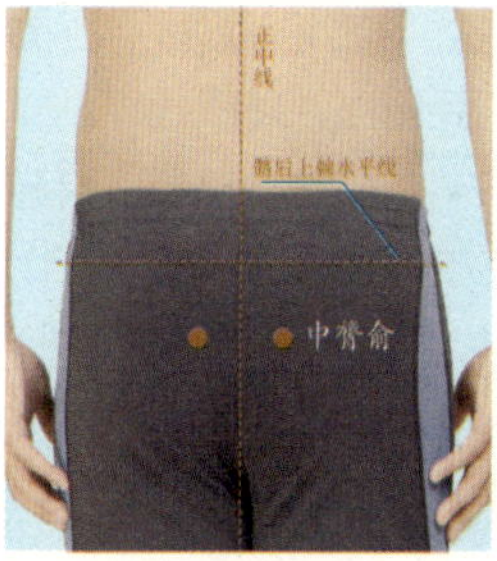

简便取法 髂后上棘水平线与正中线交点，往下推2个椎体，正中线旁开二指定位法的距离（1.5寸）处即中膂俞穴。

白环俞

功效 散寒除湿，补气养血，通络止痛。
主治 遗尿，遗精，疝气，月经不调，带下，腰骶痛。

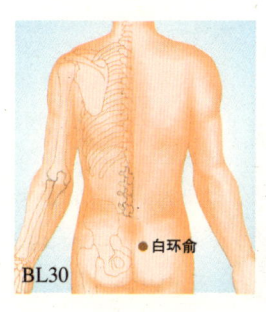

定位取法 在骶正中嵴旁1.5寸，平第4骶后孔处。

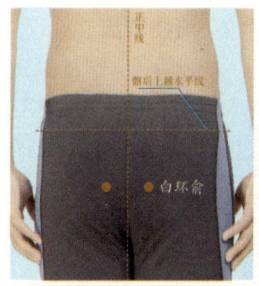

简便取法 髂后上棘水平线与正中线交点，往下推3个椎体，正中线旁开二指定位法的距离（1.5寸）处即白环俞穴。

上髎

功效 补脾益肾，温经助阳，通络止痛。
主治 月经不调，带下，阴挺，阳痿，遗精，大小便不利，腰骶痛。

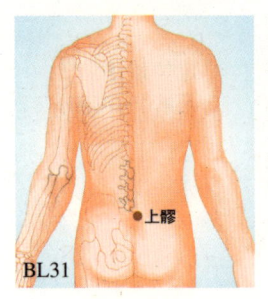

定位取法 在髂后上棘与后正中线连线中点处，正当第1骶后孔中。

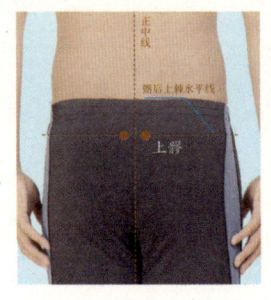

简便取法 骶骨第1骶椎棘突上，向外1横指距离（1寸），约平小肠俞穴（见084页），正当第1骶后孔中即上髎穴。

次髎

功效 温肾固摄，调经理血，理气止痛。
主治 遗精，小便不利，疝气，痛经，月经不调，带下，腰痛，下肢痿痹。

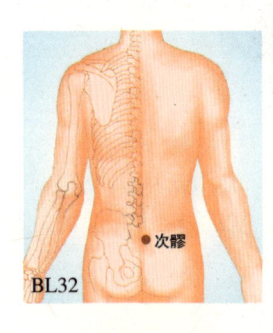

定位取法 在髂后上棘与后正中线连线中点处，当第2骶后孔中。

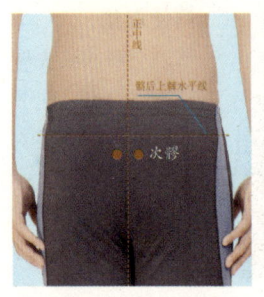

简便取法 骶骨第2骶椎棘突上，向外1横指距离（1寸），约平膀胱俞穴（见085页），正当第2骶后孔中即次髎穴。

中髎

功效 散寒除湿，补益脾肾，温阳通便，调经止带。
主治 便秘，腹泻，小便不利，月经不调，带下，腰骶痛。

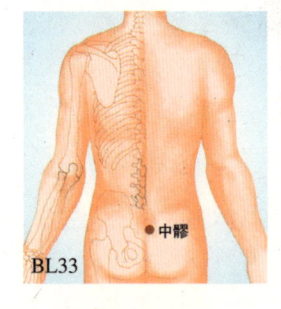

定位取法 在次髎穴下内方，正当第3骶后孔中。

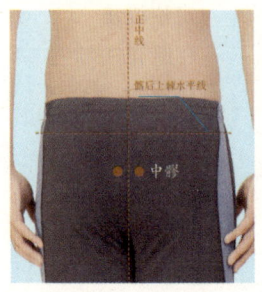

简便取法 骶骨第3骶椎棘突上，向外1横指距离（1寸），约平中膂俞穴（见085页），正当第3骶后孔中即中髎穴。

下髎

功效 温经止痛，利湿通便，补肾强腰。
主治 腹痛，便秘，小便不利，带下，腰骶痛。

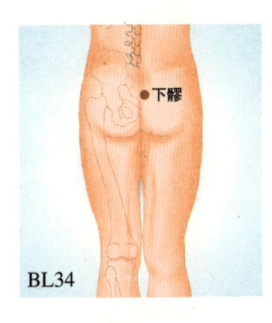

定位取法
在中髎下内方，正当第4骶后孔中。

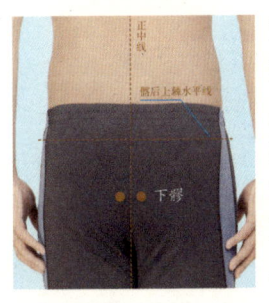

简便取法
骶骨第4骶椎棘突上，向外1横指距离（1寸），约平白环俞穴（见085页），正当第4骶后孔中即下髎穴。

会阳

功效 补肾固摄，利湿止痢，化瘀止血。
主治 遗精，带下，阳痿，泄泻，痢疾，痔疾，便血。

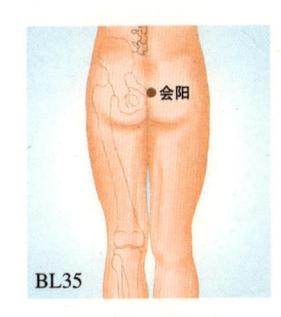

定位取法
尾骨端旁开0.5寸。

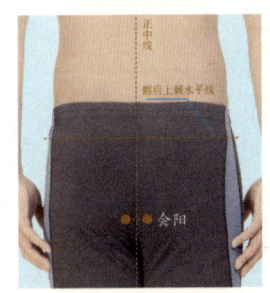

简便取法
顺着脊柱向下摸到尽头，旁开半横指距离（0.5寸）处即会阳穴。

承扶

功效 清热利湿，化瘀止血，通络止痛。
主治 痔疾，腹泻，阳痿，带下。

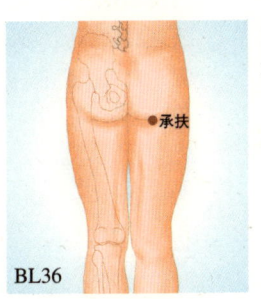

定位取法
在臀横纹中点处。

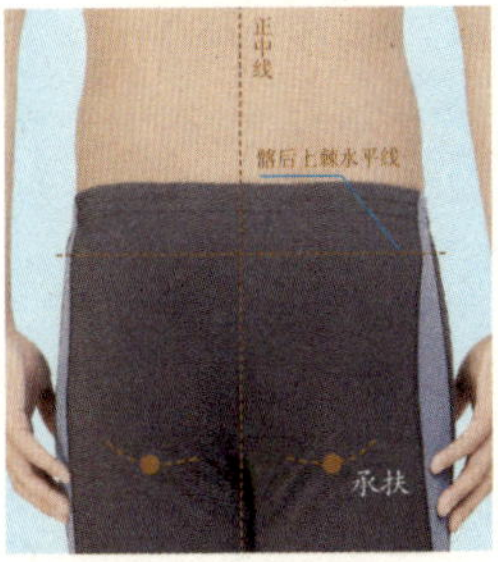

简便取法
臀横纹正中点处即承扶穴。

殷 门

功效 祛寒除湿，缓急止痛，舒筋活络。
主治 腰痛，下肢痿痹。

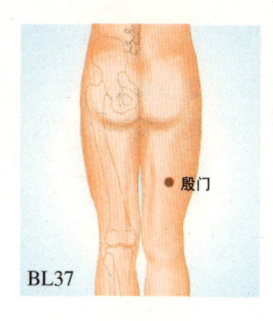

定位取法
在承扶穴与委中穴连线上，当承扶穴下6寸处。

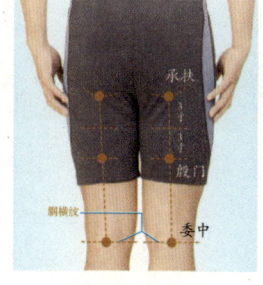

BL37

简便取法
承扶穴（见087页）与膝盖后面的腘窝正中，二者连线，承扶穴下两个一夫的距离（6寸）处即殷门穴。

浮 郄

功效 祛寒除湿，舒筋活络，温经通便。
主治 膝腰冷，腿寒，腘疼痛，下肢麻木、挛急，便秘。

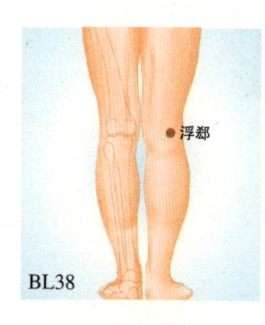

定位取法
在腘横纹外侧端，委阳穴上1寸，股二头肌腱的内侧。

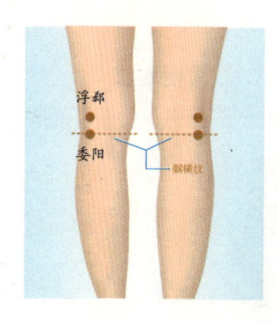

BL38

简便取法
先找到委阳穴（见本页），向上1横指距离（1寸）处即浮郄穴。

委 阳

功效 健脾益胃，祛风散寒，解痉止痛。
主治 腹满，小便不利，腰脊强痛，腿足挛痛。

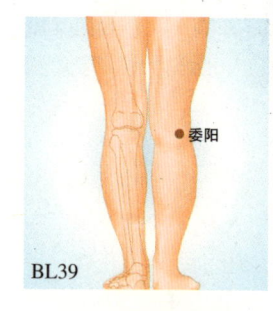

定位取法
在腘横纹外侧端，当股二头肌腱的内侧。

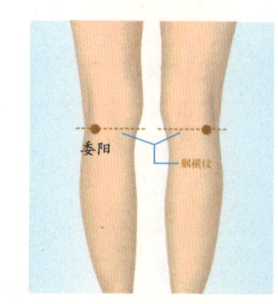

BL39

简便取法
膝盖后面腘横纹外侧，股二头肌腱内侧即委阳穴。

委 中

功效 健脾益胃，温肾助阳，通络止痛。
主治 腹痛，腹泻，呕吐，遗尿，小便不利，丹毒，半身不遂，下肢痿痹，腰背痛。

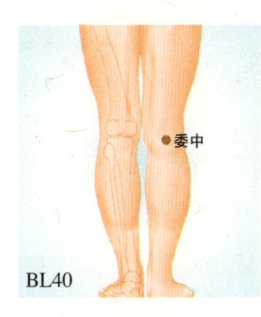

定位取法
在腘横纹中点，当股二头肌腱与半腱肌腱的中间。

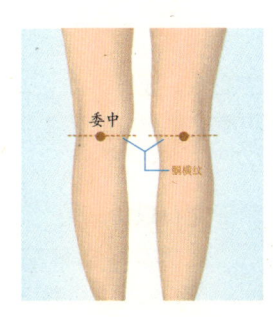

BL40

简便取法
膝盖后面凹陷处的腘横纹中点即委中穴。

附 分

功效 补益气血，祛风散寒，通络止痛。
主治 项背强痛，肩背拘急，肘臂麻木。

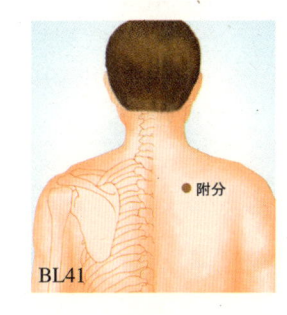

定位取法
在第2胸椎棘突下，后正中线旁开3寸处。

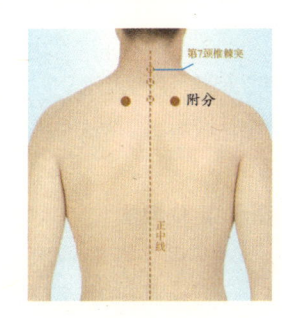

BL41

简便取法
颈背交界处最高突起向下推2个椎体，下缘旁开一夫的距离（3寸）处即附分穴。

魄 户

功效 止咳补虚，益气养肺，通络止痛。
主治 咳嗽，气喘，肺痨，项强，肩背痛。

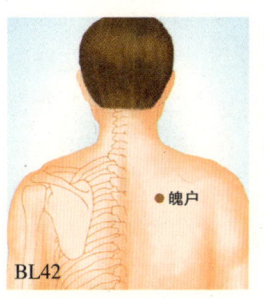

定位取法
在第3胸椎棘突下，后正中线旁开3寸处。

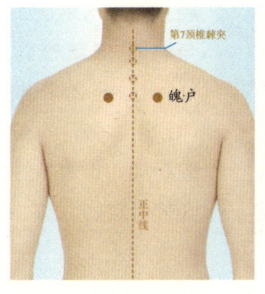

BL42

简便取法
颈背交界处最高突起向下推3个椎体，下缘旁开一夫的距离（3寸）处即魄户穴。

089

膏肓

功效 止咳平喘，养心滋肾，清热凉血，通络止痛。
主治 咳嗽，气喘，肺痨，健忘，遗精，盗汗，肩背疼痛。

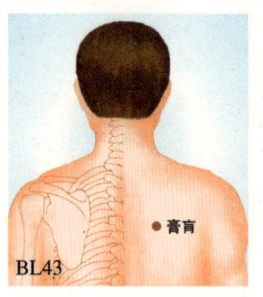

定位取法
在第4胸椎棘突下，后正中线旁开3寸处。

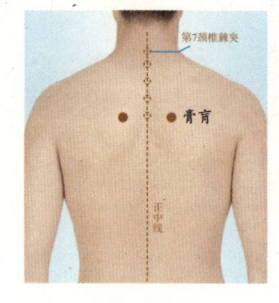

简便取法
颈背交界处最高突起向下推4个椎体，下缘旁开一夫的距离（3寸）处即膏肓穴。

神堂

功效 止咳平喘，养心安神，理气止痛。
主治 咳嗽，气喘，胸闷，健忘，脊背强痛。

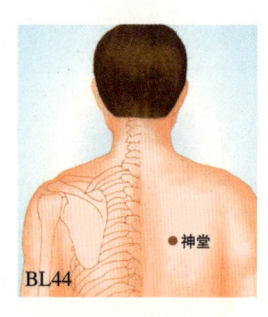

定位取法
在第5胸椎棘突下，后正中线旁开3寸处。

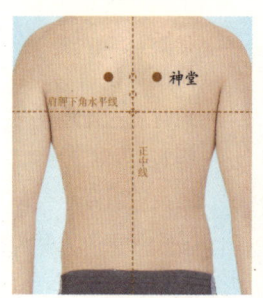

简便取法
肩胛下角水平连线与脊柱相交椎体处，上推2个椎体，正中旁开一夫的距离（3寸）处即神堂穴。

譩譆

功效 止咳平喘，清热截疟，通络止痛。
主治 咳嗽，气喘，热病，疟疾，肩背痛。

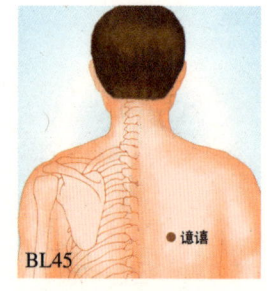

定位取法
在第6胸椎棘突下，后正中线旁开3寸处。

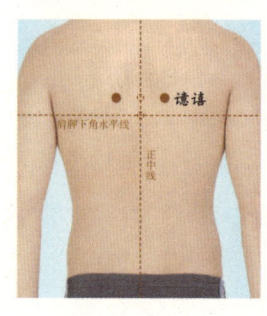

简便取法
肩胛下角水平连线与脊柱相交椎体处，上推1个椎体，正中线旁开一夫的距离（3寸）处即譩譆穴。

膈关

功效 降逆和胃，理气宽胸，通络止痛。
主治 呕吐，气逆，胸闷，嗳气，脊背强痛。

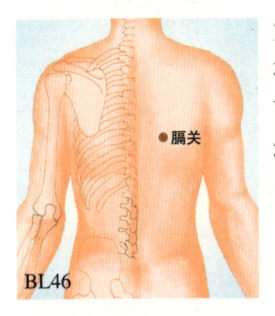

定位取法 在第7胸椎棘突下，后正中线旁开3寸处。

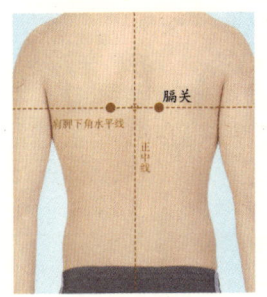

BL46

简便取法 肩胛下角水平连线与脊柱相交椎体处，正中线旁开一夫的距离（3寸）处即膈关穴。

魂门

功效 降逆和胃，疏肝理气，通络止痛。
主治 呕吐，腹泻，胸胁痛，背痛。

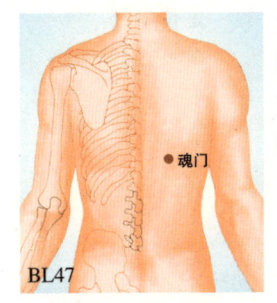

定位取法 在第9胸椎棘突下，后正中线旁开3寸处。

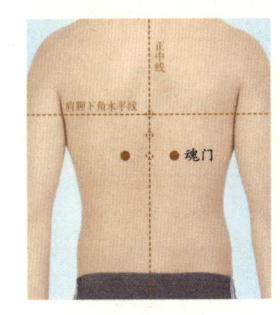

BL47

简便取法 肩胛下角水平连线与脊柱相交椎体处，下推2个椎体，正中线旁开一夫的距离（3寸）处即魂门穴。

阳纲

功效 清热止痛，利湿退黄，滋补肝肾。
主治 腹痛，肠鸣，泄泻，黄疸，消渴。

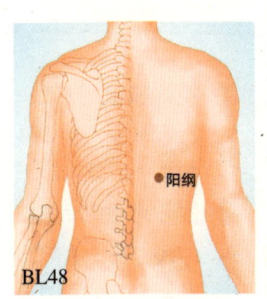

定位取法 在第10胸椎棘突下，后正中线旁开3寸处。

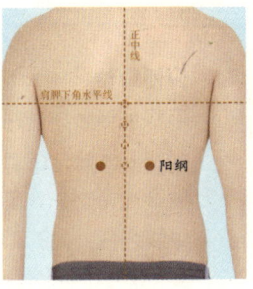

BL48

简便取法 肩胛下角水平连线与脊柱相交椎体处，往下推3个椎体，正中线旁开一夫的距离（3寸）处即阳纲穴。

意 舍

功效 健脾和胃，降逆止呕，通络止痛。
主治 腹胀，肠鸣，呕吐，腹泻，背痛。

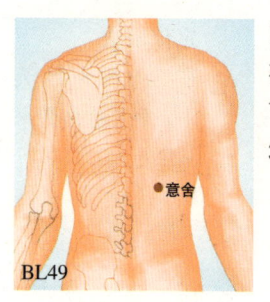

定位取法
在第11胸椎棘突下，后正中线旁开3寸处。

BL49

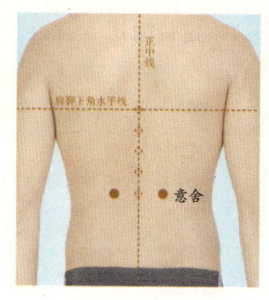

简便取法
肩胛下角水平连线与脊柱相交椎体处，下推4个椎体，正中线旁开一夫的距离（3寸）处即意舍穴。

胃 仓

功效 健胃消食，理气健脾，利水消肿，通络止痛。
主治 胃脘痛，腹胀，小儿食积，水肿，背脊痛。

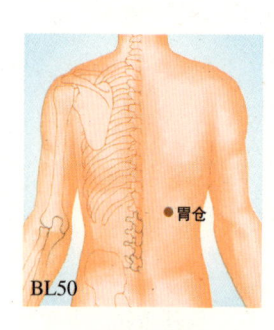

定位取法
在第12胸椎棘突下，后正中线旁开3寸。

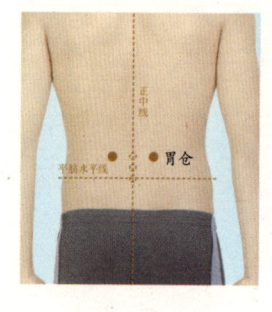

BL50

简便取法
平脐水平线与脊柱相交椎体处，往上推2个椎体，正中线旁开一夫的距离（3寸）处即胃仓穴。

肓 门

功效 清热调中，行气解郁，散结止痛。
主治 腹痛，便秘，乳疾，痞块。

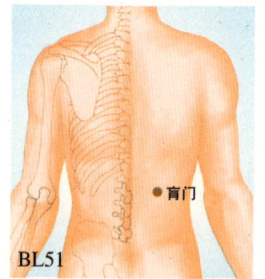

定位取法
在第1腰椎棘突下，后正中线旁开3寸处。

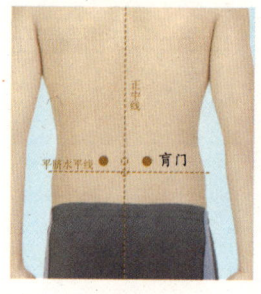

BL51

简便取法
平脐水平线与脊柱相交椎体处，往上推1个椎体，正中线旁开一夫的距离（3寸）处即肓门穴。

志室

功效 温肾壮阳，利水消肿，强腰健膝。
主治 遗精，阳痿，阴痛，小便不利，水肿，腰脊强痛。

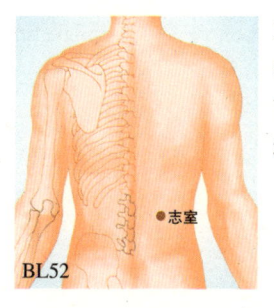

定位取法 在第2腰椎棘突下，后正中线旁开3寸处。

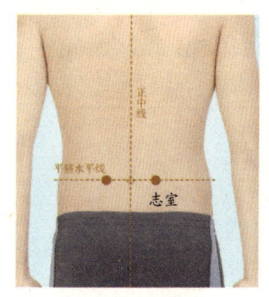

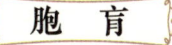

简便取法 平脐水平线与脊柱相交椎体处，正中线旁开一夫的距离（3寸）处即志室穴。

胞肓

功效 温补脾阳，补肾强腰，利水消肿，通络止痛。
主治 肠鸣，腹胀，腰痛，便秘，小便不利，阴肿，腰脊强痛。

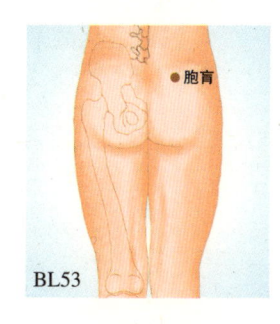

定位取法 在臀部，平第2骶后孔，骶正中嵴旁开3寸处。

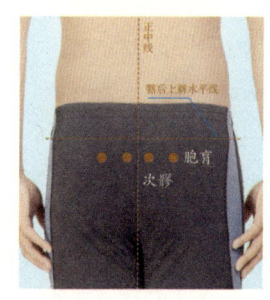

简便取法 先取次髎穴（见086页）与其水平，后正中线旁开一夫的距离（3寸）处即胞肓穴。

秩边

功效 利水通便，温经散寒，通络止痛。
主治 便秘，小便不利，痔疾，阴痛，下肢痿痹，腰骶痛。

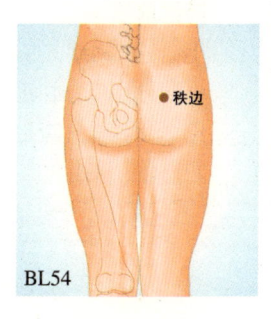

定位取法 在臀部，平第4骶后孔，骶正中嵴旁开3寸处。

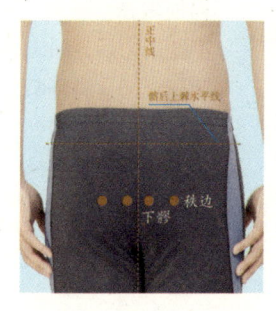

简便取法 先取下髎穴（见087页）与其水平，后正中线旁开一夫的距离（3寸）处即秩边穴。

合阳

功效 温经散寒，舒筋活络，强健腰膝。
主治 崩漏，腰脊强痛，下肢痿痹，疝气。

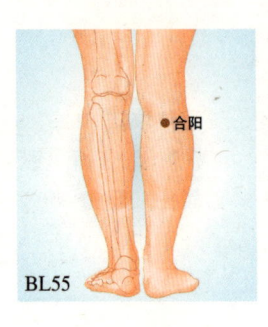

定位取法
在小腿后面，当委中穴与承山穴的连线上，委中穴下2寸处。

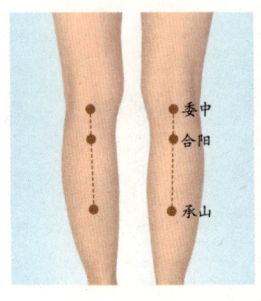

BL55

简便取法
膝盖后面的腘横纹中点直下三指定位法的距离（2寸）处即合阳穴。

承筋

功效 清热除湿，化瘀止血，活络止痛。
主治 吐泻转筋，痔疾，小腿痛，腰腿拘急。

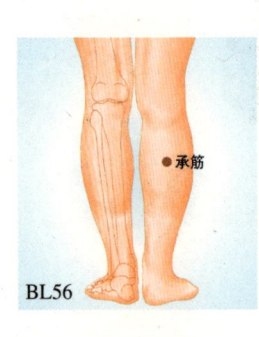

定位取法
在小腿后面，合阳穴与承山穴连线的中点，腓肠肌肌腹中央。

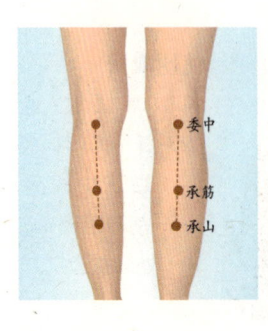

BL56

简便取法
小腿用力后，肌肉明显隆起，腓肠肌两肌腹之间凹陷处中央按压有酸胀感处即承筋穴。

承山

功效 理气健脾，化瘀止血，散寒止痛。
主治 腹痛，便秘，痔疾，脚气，疝气，腰背痛，下肢瘫痪。

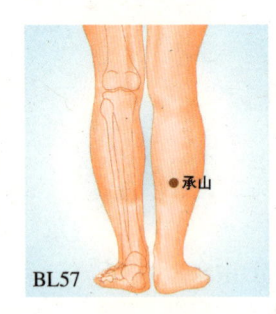

定位取法
在小腿后面，腓肠肌两肌腹之间凹陷的顶端处，约在委中穴与昆仑穴连线之中点。

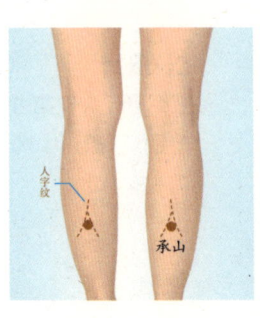

BL57

简便取法
小腿肌肉紧绷，在小腿的后面正中可见一人字纹，其上凹陷处即承山穴。

飞 扬

功效 镇肝熄风，化瘀止血，舒筋活络。
主治 头痛，癫狂，目眩，鼻塞，鼻出血，痔疾，腰背痛，腿软无力。

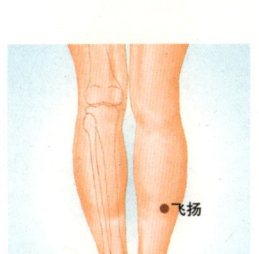

定位取法
在小腿后面，当外踝后昆仑穴直上7寸，承山穴外下方1寸处。

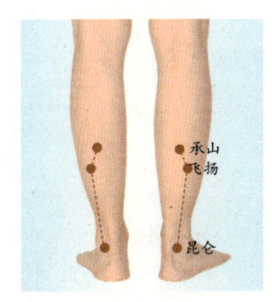

简便取法
先取承山穴（见094页）与昆仑穴（见本页）连线，承山穴下1横指距离（1寸）即飞扬穴。

跗 阳

功效 温经散寒，疏肝理气，活络消肿。
主治 头重，头痛，腰骶痛，下肢瘫痪，外踝肿痛。

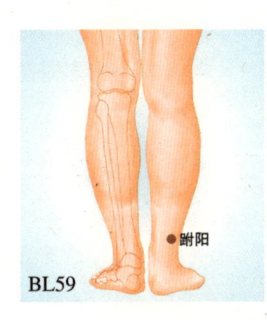

定位取法
昆仑穴直上3寸处。

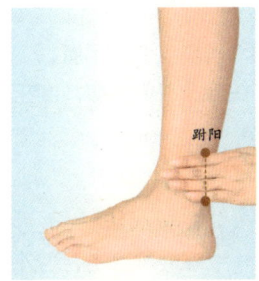

简便取法
足外踝后向上一夫的距离（3寸）即跗阳穴。

昆 仑

功效 凉血通经，安神定志，疏肝理气，舒筋活络。
主治 后头痛，项强，鼻出血，疟疾，目眩，癫痫，滞产，肩背拘急，足踝肿痛，腰骶痛。

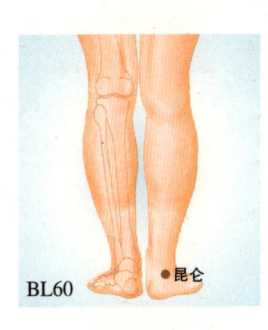

定位取法
在外踝尖与跟腱之间凹陷处。

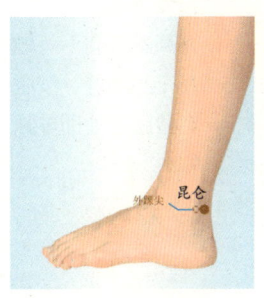

简便取法
外踝尖与跟腱之间凹陷处即昆仑穴。

仆参

功效 散热祛邪，利水化湿，活络止痛。
主治 霍乱转筋，癫痫，脚气，下肢痿弱，足跟痛，膝肿。

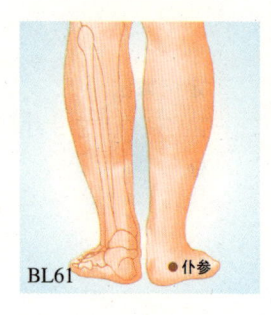

定位取法
在昆仑穴直下，跟骨外侧，赤白肉际处。

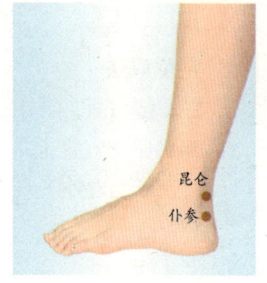

简便取法
先找到昆仑穴（见095页），垂直向下量1横指距离（1寸）处即仆参穴。

申脉

功效 益气安神，清肝泻热，通络止痛。
主治 眩晕，头痛，失眠，目赤肿痛，癫狂痫，项强，腰腿酸痛。

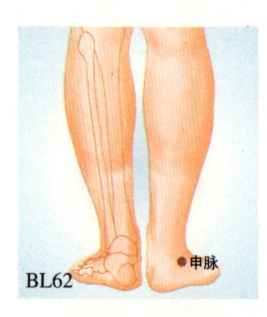

定位取法
在外踝直下，当外踝下缘凹陷处。

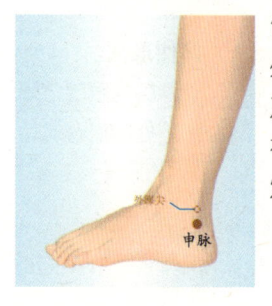

简便取法
外踝垂直向下可触及一凹陷处，按压有酸胀感处即申脉穴。

金门

功效 温经散寒，镇惊熄风，缓急止痛。
主治 头痛，腰痛，下肢痿痹，癫痫，小儿惊风，痹证，外踝痛。

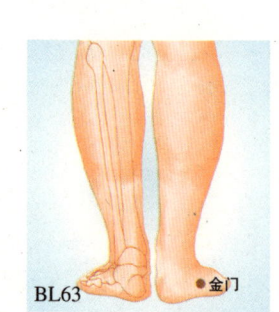

定位取法
申脉穴前下方，骰骨外侧凹陷处。

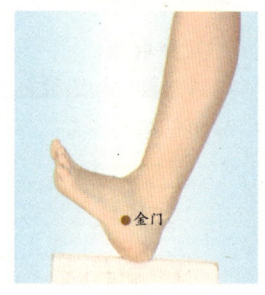

简便取法
脚趾上翘可见足背外侧有一骨突，其下外侧凹陷处即金门穴。

第八章 足太阳膀胱经

京 骨

功效 清热熄风，清肝明目，舒筋活络。
主治 头痛，项强，癫痫，目翳，腰腿痛。

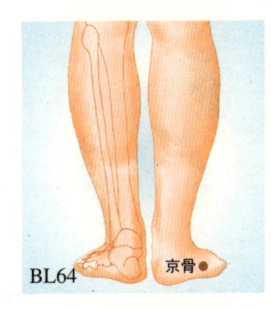

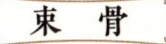

定位取法
在第5跖骨粗隆下方，赤白肉际处。

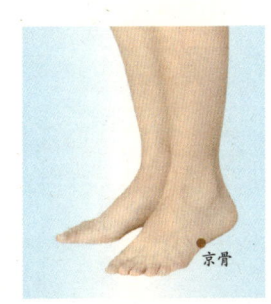

简便取法
小趾跖骨往后推，可摸到一突起，皮肤颜色深浅交界下方处即京骨穴。

束 骨

功效 温经散寒，疏肝理气，通络止痛。
主治 头痛，项强，目眩，癫狂，腰腿痛。

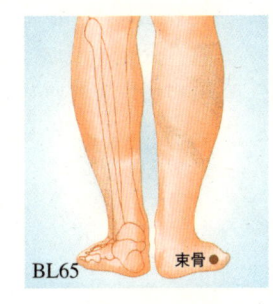

定位取法
在足第5跖骨小头后缘，赤白肉际处。

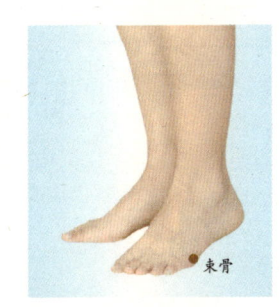

简便取法
小趾与足部相连接的关节后方，皮肤颜色交界处即束骨穴。

足通谷

功效 缓急止痛，清热止血，安神定志。
主治 头痛，项强，鼻出血，目眩，癫狂。

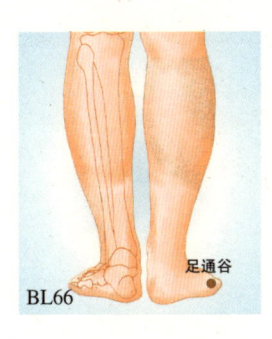

定位取法
在足第5跖趾关节前方，赤白肉际处。

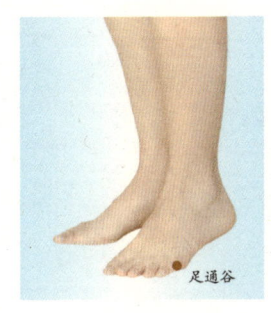

简便取法
小趾与足部相连接的关节前方，皮肤颜色交界处即足通谷穴。

097

至 阴

功效 清热疏风，理气调血，安胎催产。

主治 头痛，目痛，鼻塞，鼻出血，胎位不正，难产。

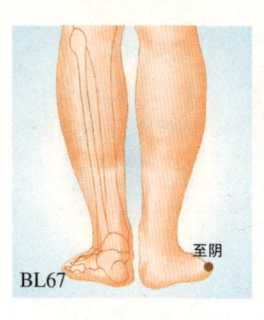

定位取法
在足小趾外侧端，趾甲角旁0.1寸处。

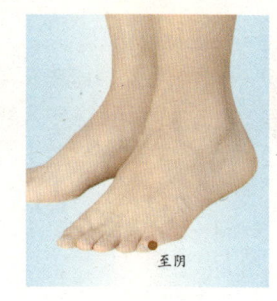

简便取法
足小趾外侧，趾甲外侧缘与下缘各做一垂线交点处即至阴穴。

第九章 足少阴肾经

涌泉

功效 补脾益肾，镇肝熄风，镇惊安神。
主治 头痛，头昏，失眠，目眩，咽喉肿痛，失音，便秘，小便不利，小儿惊风，癫狂，昏厥，中暑。

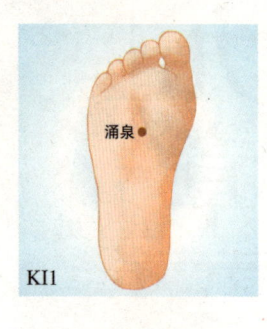

定位取法
在足底第2、第3趾趾缝纹头端与足跟连线的前1/3处，足趾跖屈时呈凹陷处中央。

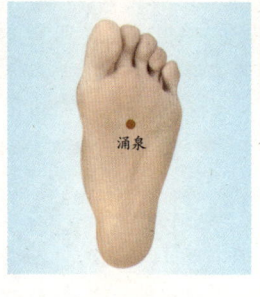

简便取法
足底前1/3处可见有一凹陷处，按压有酸痛感处即涌泉穴。

然谷

功效 补肝益肾，固摄止带，凉血止咳，祛风除湿。
主治 月经不调，带下，阴挺，阴痒，遗精，消渴，泄泻，咯血，咽喉肿痛，小便不利，小儿脐风，口噤，下肢痿痹，足跗痛。

定位取法
内踝前下方，足舟骨粗隆下缘凹陷处。

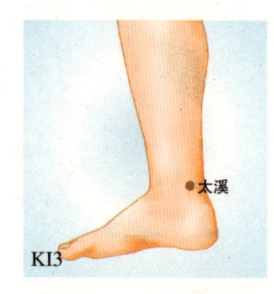

简便取法
内踝前下方有一突起骨性标志"舟骨粗隆"，前下方凹陷处即然谷穴。

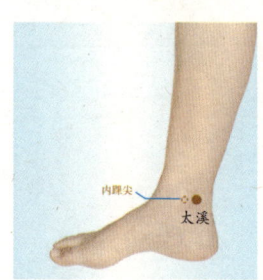

太溪

功效 止咳平喘，理气安神，清热熄风，温肾助阳。
主治 气喘，胸痛咯血，失眠，健忘，头痛目眩，咽喉肿痛，齿痛，耳聋，耳鸣，消渴，月经不调，遗精，阳痿，小便频数，腰脊痛，下肢厥冷，内踝肿痛。

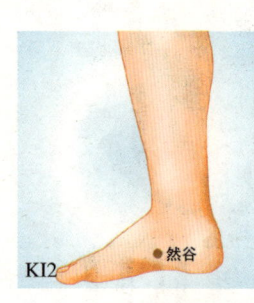

定位取法
内踝高点与跟腱后缘连线的中点凹陷处。

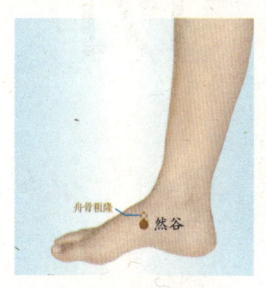

简便取法
足内踝尖与跟腱之间凹陷处即太溪穴。

大　钟

功效　补肝滋肾，清热利尿，开窍醒神，通络止痛。

主治　腰脊强痛，月经不调，咯血，癃闭，遗尿，便秘，痴呆，嗜卧，足跟痛。

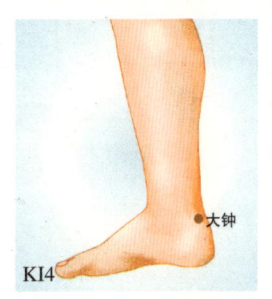

定位取法　在足内侧内踝后下方，当太溪穴下0.5寸稍后，跟腱内缘处。

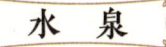

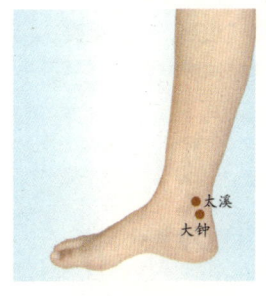

KI4

简便取法　先取太溪穴（见100页），向下半横指的距离（0.5寸），再向后寻至有一凹陷处即大钟穴。

水　泉

功效　补肝滋肾，散寒调经，理气疏利，通络止痛。

主治　月经不调，痛经，经闭，小便不利，腹痛，头昏目花。

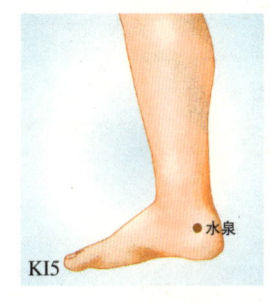

定位取法　在太溪穴直下1寸处。

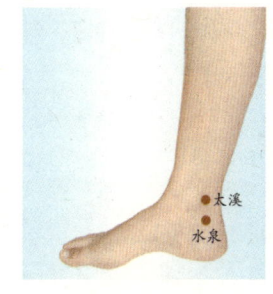

KI5

简便取法　先取太溪穴（见100页），直下1横指距离（1寸）处即水泉穴。

照　海

功效　清热利咽，养心安神，散寒调经。

主治　咽干咽痛，目赤肿痛，失眠，癫痫，小便不利，月经不调，痛经，带下，小便频数，癃闭。

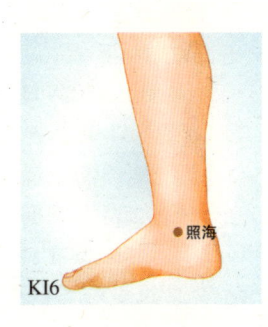

定位取法　在内踝高点正下缘凹陷处。

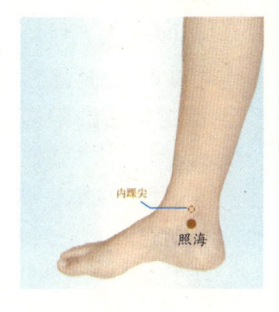

KI6

简便取法　内踝尖垂直向下，至下缘有一凹陷处即照海穴。

复溜

功效 利水除热，调理肠胃，补益肝肾，活络止痛。
主治 水肿，无汗或多汗，泄泻，肠鸣，腹胀，腿肿，足痿，腰脊强痛。

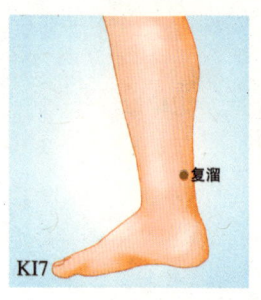

定位取法
在太溪穴直上2寸，当跟腱的前缘。

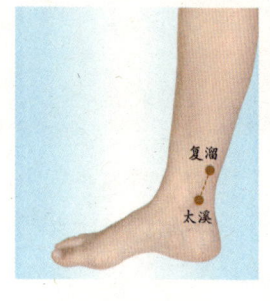

简便取法
先取太溪穴（见100页），直上三指定位法的距离（2寸），跟腱前缘处即复溜穴。

交信

功效 补益脾肾，利湿清热，温阳通便，调经止痛。
主治 五淋，疝气，泄泻，便秘，月经不调，崩漏，腰脊强痛，下肢痿痹。

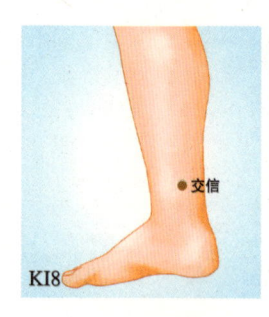

定位取法
太溪穴上2寸，胫骨内侧面后缘，约当复溜穴前0.5寸。

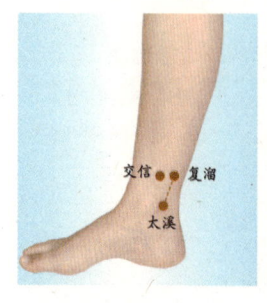

简便取法
先取太溪穴（见100页），直上三指定位法的距离（2寸），向前推至胫骨后凹陷处即交信穴。

筑宾

功效 豁痰开窍，降逆止呕，缓急止痛。
主治 癫狂痫，呕吐涎沫，吐舌，疝气，小腿内侧痛。

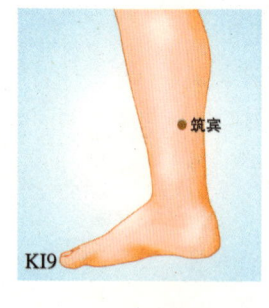

定位取法
在太溪穴与阴谷穴连线上，当太溪穴上5寸处。

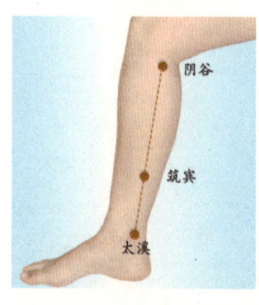

简便取法
先取太溪穴（见100页）与阴谷穴（见103页）连线，在太溪穴上量一夫加两个1横指的距离（5寸）处即筑宾穴。

第九章 足少阴肾经

阴谷

功效 补肝益肾，散寒调经，安神定志，通络止痛。
主治 阳痿，小便不利，疝气，月经不调，崩漏，阴中痛，癫狂，膝股内侧痛。

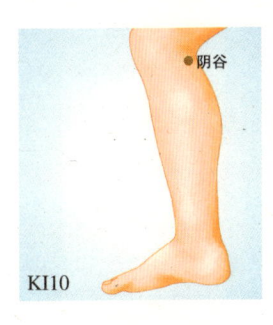

定位取法 屈膝，在腘窝内侧，当半腱肌腱与半膜肌腱之间。

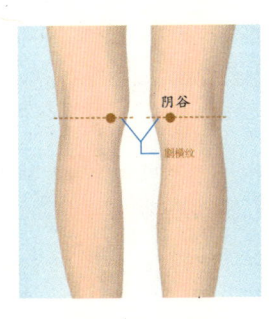

简便取法 在腘窝中腘横纹内侧可触及两条筋，两筋之间凹陷处即阴谷穴。

横骨

功效 补肾固涩，散寒调经，通络止痛。
主治 少腹胀痛，小便不利，遗尿，遗精，阳痿，疝气。

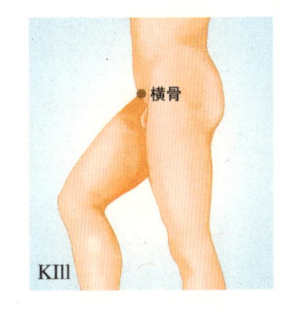

定位取法 脐下5寸，耻骨联合上际，前正中线旁开0.5寸。

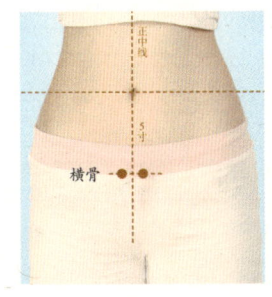

简便取法 前正中线脐下量一夫加两个1横指的距离（5寸），再旁开半横指距离（0.5寸）处即横骨穴。

大赫

功效 散寒调经，温肾固涩，健脾止泻。
主治 痛经，阴挺，带下，月经不调，遗精，阳痿，泄泻。

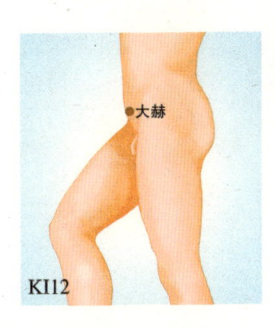

定位取法 在脐下4寸，前正中线旁开0.5寸处。

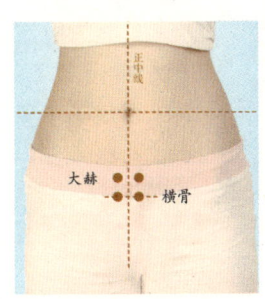

简便取法 先取横骨穴（见本页），向上1横指距离（1寸）处即大赫穴。

103

气穴

功效 调补肝肾，散寒调经，理气健脾。
主治 月经不调，带下，奔豚气，小便不利，泄泻。

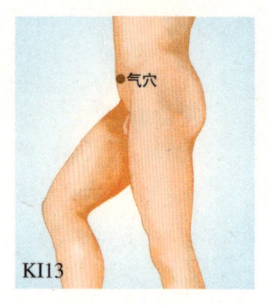

定位取法 在脐下3寸，前正中线旁开0.5寸处。

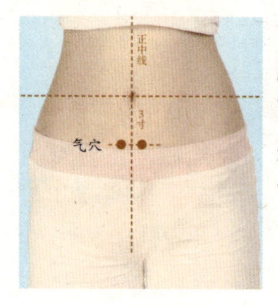

简便取法 肚脐下量一夫的距离（3寸），再旁开半横指距离（0.5寸）处即气穴。

四满

功效 理气健脾，散寒调经，补肾利水。
主治 疝气，便秘，腹痛，月经不调，带下，遗尿，遗精，水肿。

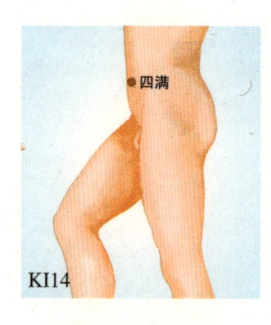

定位取法 在脐下2寸，前正中线旁开0.5寸处。

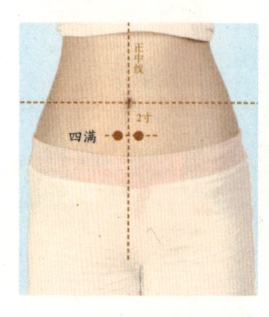

简便取法 肚脐下量三指定位法的距离（2寸），再旁开半横指距离（0.5寸）处即四满穴。

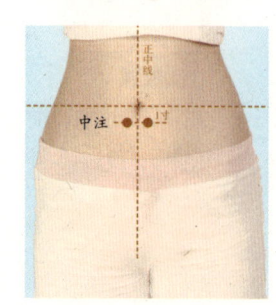

中注

功效 补益脾肾，散寒调经，缓急止痛。
主治 月经不调，腹痛，便秘，泄泻。

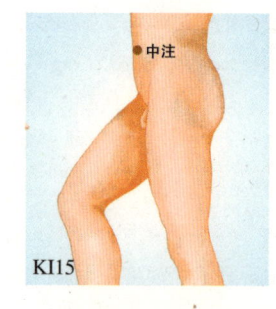

定位取法 在脐下1寸，前正中线旁开0.5寸处。

简便取法 肚脐下量1横指距离（1寸），再旁开半横指距离（0.5寸）处即中注穴。

第九章 足少阴肾经

肓俞

功效 散寒调经，理气止呕，健脾止泻。
主治 月经不调，疝气，腹痛，腹胀，呕吐，便秘，泄泻。

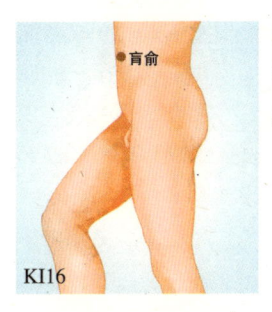

定位取法 在脐中旁开0.5寸处。

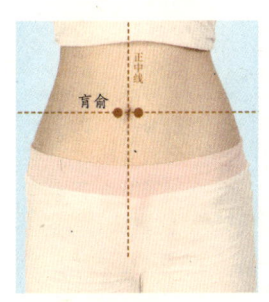

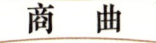

简便取法 肚脐旁开半横指距离（0.5寸）处即肓俞穴。

商曲

功效 散寒调经，理气健脾，和胃止痛。
主治 腹痛，泄泻，便秘，胃痛，腹中积聚。

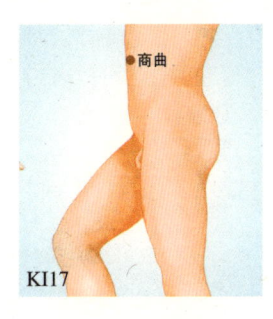

定位取法 在脐上2寸，前正中线旁开0.5寸处。

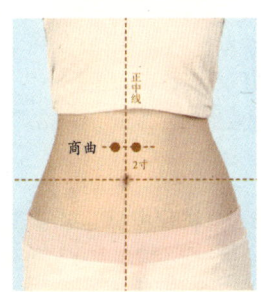

简便取法 肚脐上量三指定位法的距离（2寸），再旁开半横指距离（0.5寸）处即商曲穴。

石关

功效 理气止呕，和胃止痛，散寒调经，温肾助阳。
主治 呕吐，胃痛，腹痛，便秘，不孕。

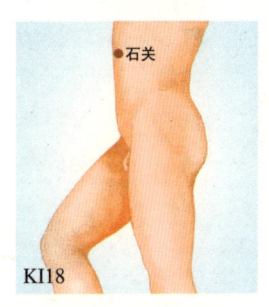

定位取法 在脐上3寸，前正中线旁开0.5寸处。

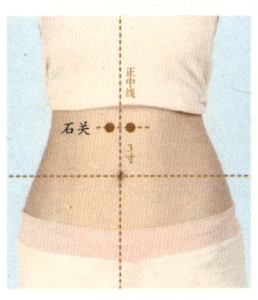

简便取法 肚脐上量一夫的距离（3寸），再旁开半横指距离（0.5寸）处即石关穴。

105

阴都

功效 散寒调经，理气健脾，温肾助阳。
主治 月经不调，不孕，腹痛，腹泻，便秘。

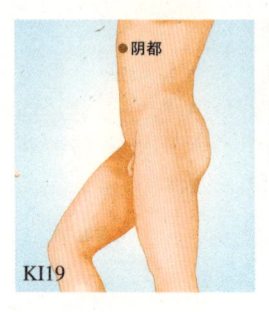

定位取法 在脐上4寸，前正中线旁开0.5寸处。

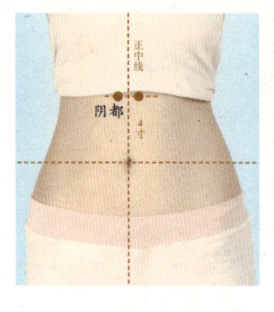

简便取法 肚脐上量一夫加1横指的距离（4寸），再旁开半横指距离（0.5寸）处即阴都穴。

腹通谷

功效 散寒调经，理气止呕，和胃止痛。
主治 月经不调，腹胀，腹痛，呕吐，胃痛。

定位取法 在脐上5寸，前正中线旁开0.5寸处。

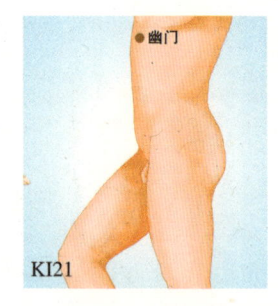

简便取法 脐上量一夫加两个1横指的距离（5寸），再旁开半横指距离（0.5寸）处即腹通谷穴。

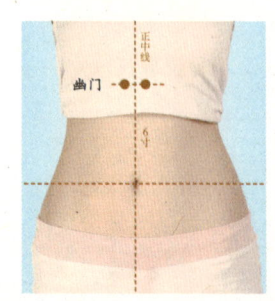

幽门

功效 散寒调经，理气健脾，温阳固涩。
主治 月经不调，呕吐，腹痛，腹胀，泄泻。

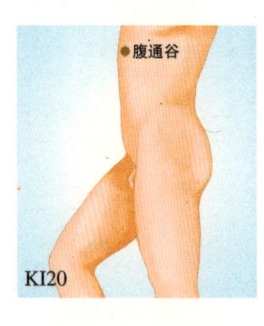

定位取法 在脐上6寸，前正中线旁开0.5寸处。

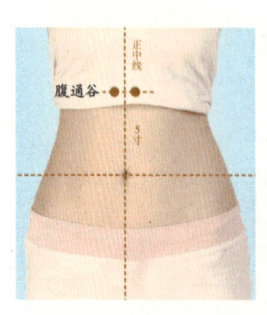

简便取法 脐上量两个一法的距离（6寸），再旁开半横指距离（0.5寸）处即幽门穴。

步 廊

功效 止咳平喘,理气宽胸,清热解毒。
主治 咳嗽,气喘,胸痛,呕吐,乳痈。

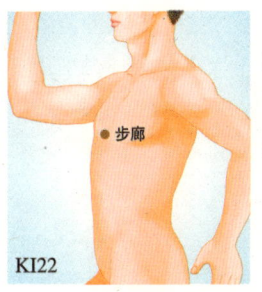

定位取法 在胸部,当第5肋间隙,前正中线旁开2寸处。

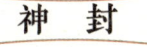

KI22

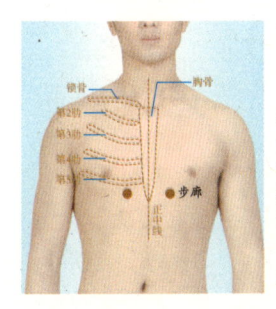

简便取法 自乳头向下摸1个肋间隙,由该肋间隙中向前正中线旁开三指定位法的距离(2寸)处即步廊穴。

神 封

功效 止咳平喘,疏肝理气,化食消积,解毒消痈。
主治 咳嗽,气喘,胸胁支满,呕吐,腹胀,食欲缺乏,乳痈。

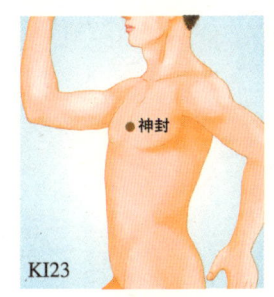

定位取法 在胸部,当第4肋间隙,前正中线旁开2寸处。

KI23

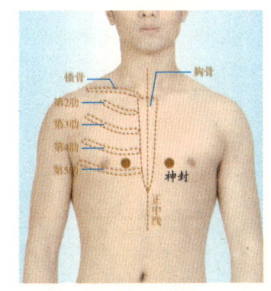

简便取法 平乳头的肋间隙中,由该肋间隙中向前正中线旁开三指定位法的距离(2寸)处即神封穴。

灵 墟

功效 止咳平喘,理气祛痰,消肿散结。
主治 咳嗽,气喘,痰多,胸胁胀痛,呕吐,乳痈。

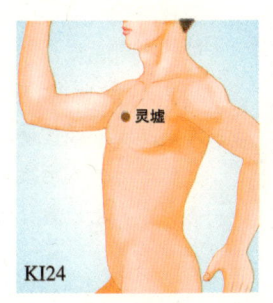

定位取法 在胸部,当第3肋间隙,前正中线旁开2寸处。

KI24

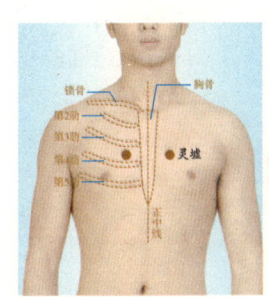

简便取法 自乳头垂直向上推1个肋间隙,由该肋间隙中向前正中线旁开三指定位法的距离(2寸)处即灵墟穴。

神藏

功效 止咳平喘，健脾祛痰，理气止痛。
主治 咳嗽，气喘，胸痛，呕吐，食欲缺乏。

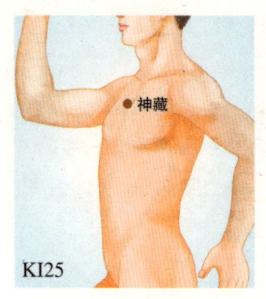

定位取法 在胸部，当第2肋间隙，前正中线旁开2寸处。

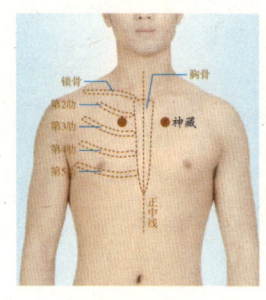

KI25

简便取法 自乳头垂直向上推2个肋间隙，由该肋间隙中向前正中线旁开三指定位法的距离（2寸）处即神藏穴。

彧中

功效 止咳平喘，理气祛痰，健脾和胃。
主治 咳嗽，气喘，痰涌，胸胁支满，食欲缺乏。

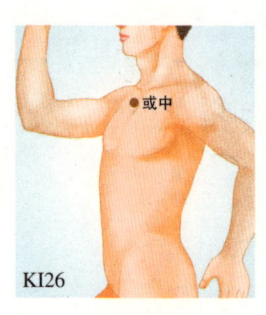

定位取法 在胸部，当第1肋间隙，前正中线旁开2寸处。

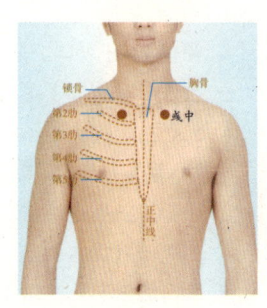

KI26

简便取法 自乳头垂直向上推3个肋间隙，由该肋间隙中向前正中线旁开三指定位法的距离（2寸）处即彧中穴。

俞府

功效 止咳平喘，宽胸理气，健脾和胃。
主治 咳嗽，气喘，胸痛，呕吐，食欲缺乏。

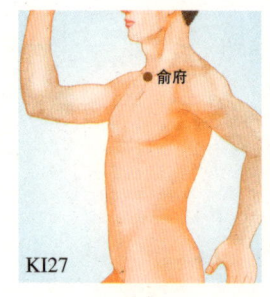

定位取法 在胸部，当锁骨下缘，前正中线旁开2寸处。

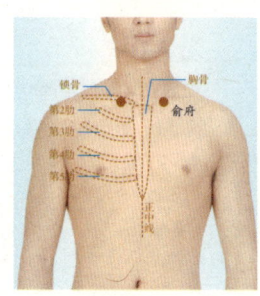

KI27

简便取法 锁骨下可触及一凹陷处，在此凹陷处，前正中线旁开三指定位法的距离（2寸）处即俞府穴。

第十章 手厥阴心包经

天池

功效 止咳化痰，理气平喘，疏肝散结。
主治 咳嗽，痰多，气喘，胸闷，心烦，胁肋胀痛，乳痈，瘰疬。

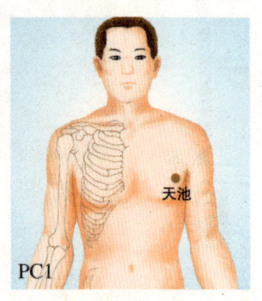

定位取法
在第4肋间隙，男性在乳头外侧1寸处，女性在前正中线旁开5寸。

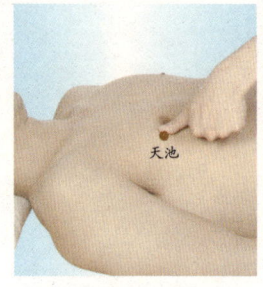

简便取法
乳头沿水平线向外侧旁开1横指距离（1寸），按压有酸胀感处即天池穴。

天泉

功效 养心清肺，止咳化痰，疏肝理气，通络止痛。
主治 心痛，咳嗽，胸胁胀痛，胸痛，背痛，臂痛。

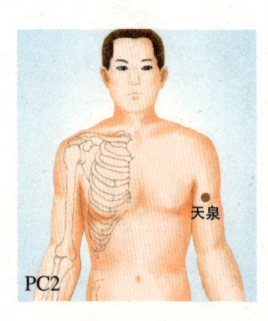

定位取法
在腋前缝纹头下2寸，肱二头肌长、短头之间。

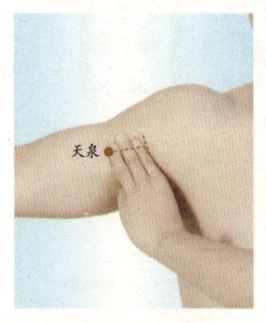

简便取法
在肱二头肌肌腹间隙中，腋前纹末端直下三指定位法的距离（2寸）处即天泉穴。

曲泽

功效 养心定惊，健脾和胃，解毒泻火，通络止痛。
主治 心痛，心悸，胃痛，呕吐，呕血，泄泻，暑热病，肘臂挛痛。

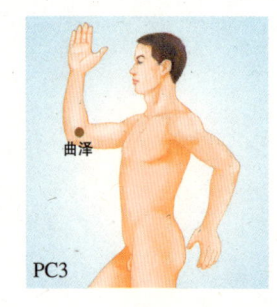

定位取法
在肘横纹中，当肱二头肌腱尺侧缘。

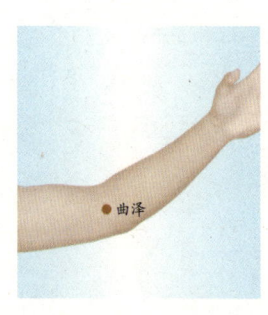

简便取法
肘微曲，肘关节可摸到一条大筋，肘横纹内侧上有一凹陷处即曲泽穴。

郄门

功效 养心定惊，涤痰开窍，凉血解毒。
主治 心痛，心悸，癫痫，胸痛，呕血，咯血，鼻出血。

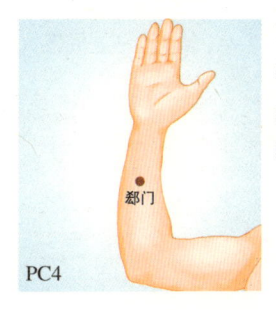

定位取法 在曲泽穴与大陵穴连线上，腕横纹上5寸处。

简便取法 握拳，先取内关穴（见本页），内关穴直上一夫的距离（3寸）处即郄门穴。

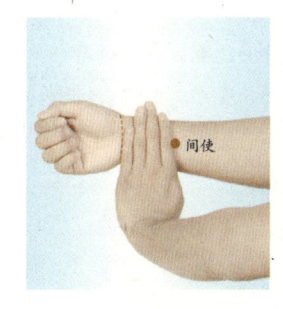

间使

功效 养心定惊，和胃降逆，清热利湿，通络止痛。
主治 心痛，心悸，癫狂痫，胃痛，呕吐，热病，疟疾，臂痛。

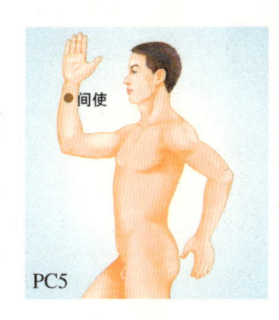

定位取法 在曲泽穴与大陵穴连线上，当腕横纹上3寸，掌长肌腱与桡侧腕屈肌腱之间。

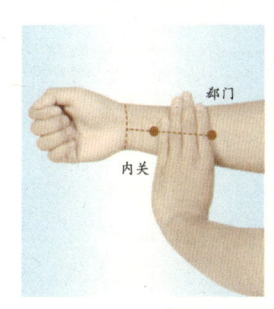

简便取法 握拳，从腕横纹向上量一夫的距离（3寸），两条索状大筋之间即间使穴。

内关

功效 养心安神，降逆止呕，清热祛风，通络止痛。
主治 心痛，心悸，失眠，胸闷，胸痛，胃痛，呕吐，呃逆，热病，脑卒中，癫痫，眩晕，偏头痛，上肢痛。

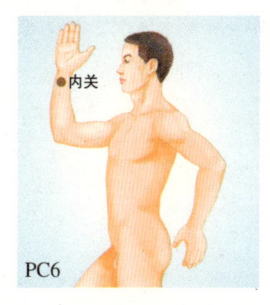

定位取法 在腕横纹上2寸，掌长肌腱与桡侧腕屈肌腱之间。

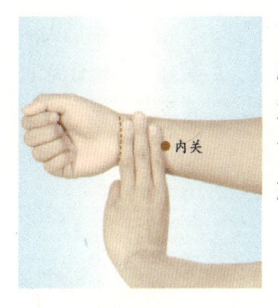

简便取法 腕横纹上量三指定位法的距离（2寸），两条索状大筋之间即内关穴。

大陵

功效 豁痰开窍，降逆止呕，解毒凉血，通络止痛。
主治 心痛，心悸，癫狂，胃痛，呕吐，口臭，疮疡，胸胁痛，桡腕关节疼痛。

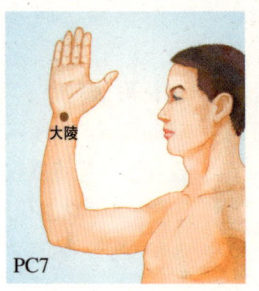

定位取法
在腕掌侧横纹正中，掌长肌腱与桡侧腕屈肌腱之间。

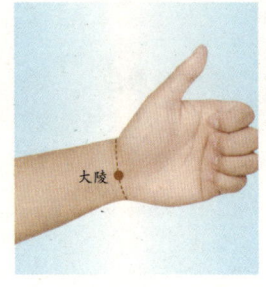

简便取法
在腕横纹上，两条索状大筋之间即大陵穴。

劳宫

功效 豁痰开窍，降逆止呕，凉血解毒。
主治 脑卒中，昏迷，中暑，心痛，烦闷，呕吐，癫狂痫，口疮，口臭。

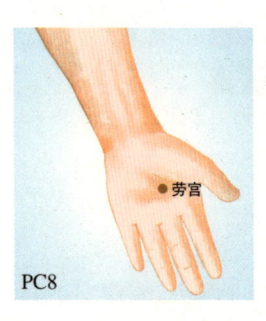

定位取法
在掌心，第2、第3掌骨之间，握拳时中指尖下即是。

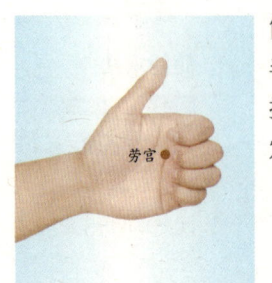

简便取法
半握拳，中指尖所指掌心处即劳宫穴。

中冲

功效 豁痰祛风，开窍醒神，清热解毒。
主治 脑卒中，昏迷，中暑，昏厥，小儿惊风，心痛，昏迷，舌强肿痛，热病。

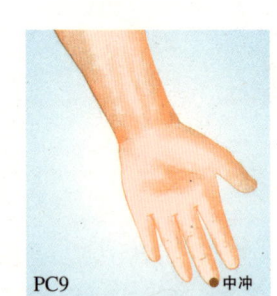

定位取法
在手中指末节尖端中央。

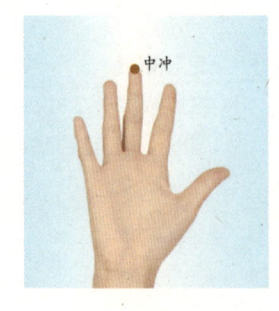

简便取法
在中指尖端的中央即中冲穴。

第十一章 手少阳三焦经

关冲

功效 清泻肝火，清热疏风，醒神解暑。
主治 头痛，目赤，耳鸣，耳聋，喉痹，热病，昏厥，中暑。

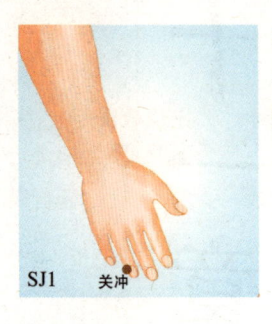

定位取法
在第4指尺侧端，指甲角旁0.1寸处。

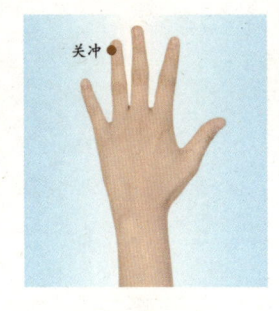

简便取法
沿无名指指甲底部与内侧缘引线的交点处即关冲穴。

液门

功效 清泻肝火，清热疏风，通络止痛。
主治 头痛，目赤，耳聋，耳鸣，喉痹，疟疾，手臂痛。

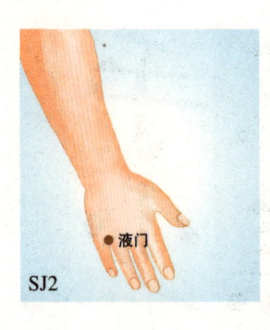

定位取法
在手背第4、第5指间，指蹼缘后方赤白肉际处。

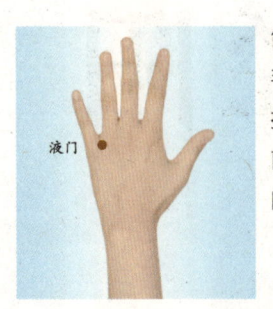

简便取法
手背部第4、第5指指缝处，指关节前有一凹陷处即液门穴。

中渚

功效 清泻肝火，解毒利咽，通络止痛。
主治 头痛，目赤，耳鸣，耳聋，喉痹，热病，手指不能屈伸，肩背肘臂酸痛。

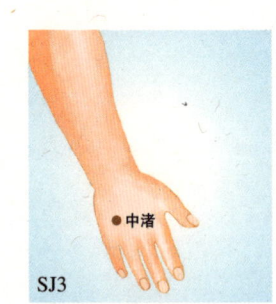

定位取法
在手背第4、第5掌指关节之间后方凹陷处，液门穴后1寸处。

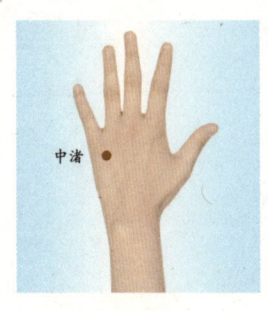

简便取法
手背部第4、第5指指缝处，掌指关节后有一凹陷处即中渚穴。

阳 池

功效 清热解毒，活血消肿，养阴生津，通络止痛。

主治 目赤肿痛，耳聋，喉痹，消渴，口干，腕痛，臂痛。

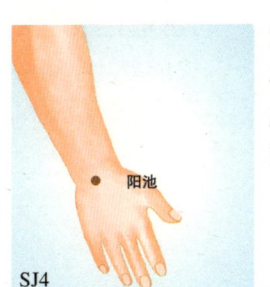

定位取法 在腕背横纹中，指总伸肌腱的尺侧缘凹陷处。

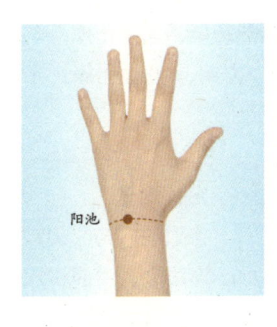

简便取法 腕背面，由第4掌骨向上推至腕关节腕背横纹，有一凹陷处即阳池穴。

外 关

功效 清热解毒，消肿散瘀，养阴生津，通络止痛。

主治 热病，面颊痛，头痛，目赤肿痛，耳鸣，耳聋，瘰疬，胁肋痛，上肢痹痛。

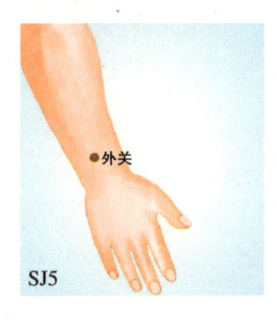

定位取法 在阳池穴与肘尖穴的连线上，腕背横纹上2寸，尺骨与桡骨正中间。

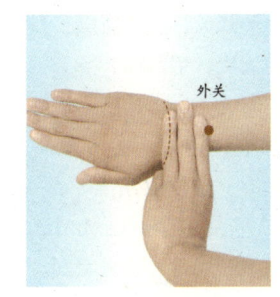

简便取法 腕背横纹中点直上三指定位法的距离（2寸），前臂两骨头之间有一凹陷处即外关穴。

支 沟

功效 疏肝散结，理气止痛，清热凉血，养阴生津。

主治 瘰疬，耳鸣，耳聋，暴喑，胁肋痛，热病，便秘。

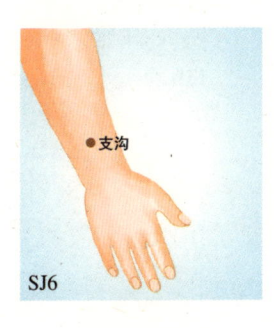

定位取法 在阳池穴与肘尖穴连线上，腕背横纹上3寸，尺骨与桡骨正中间。

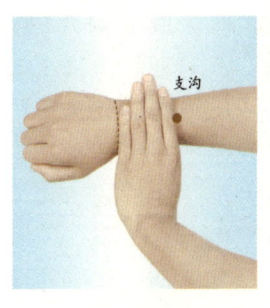

简便取法 掌腕背横纹中点直上一夫的距离（3寸），前臂两骨头之间有一凹陷处即支沟穴。

会宗

功效 清肝解毒，豁痰开窍，通络止痛。
主治 耳聋，癫痫，上肢痹痛。

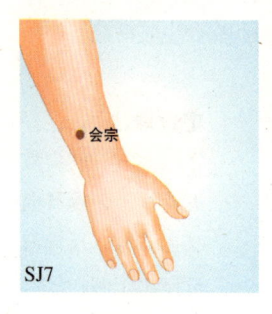

定位取法
在腕背横纹上3寸，支沟穴尺侧约1寸，当尺骨桡侧缘处。

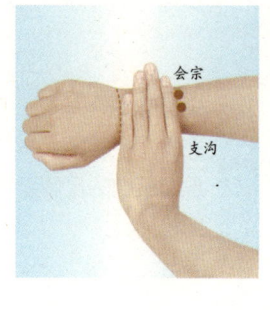

简便取法
先取支沟穴（见115页），在尺骨桡侧缘，与支沟穴1横指距离（1寸）即会宗穴。

三阳络

功效 清肝解毒，清热疏风，通络止痛。
主治 耳聋，暴喑，齿痛，手臂痛。

定位取法
在支沟穴上1寸，尺骨、桡骨之间。

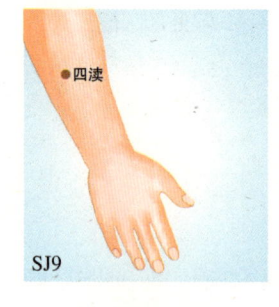

简便取法
先取支沟穴（见115页），直上1横指距离（1寸）即三阳络穴。

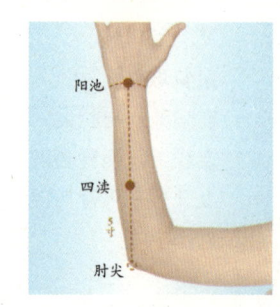

四渎

功效 清泻肝火，清热疏风，通络止痛。
主治 耳聋，暴喑，齿痛，咽喉肿痛，手臂痛。

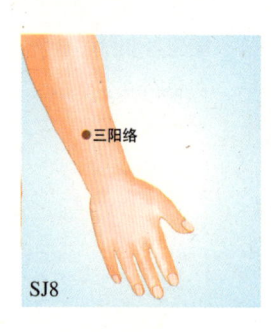

定位取法
在阳池穴与肘尖穴连线上，当肘尖穴下5寸，尺骨与桡骨之间。

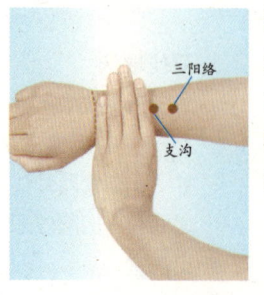

简便取法
先取阳池穴（见115页），其与肘尖穴连线上，肘尖穴下一夫加两个1横指的距离（5寸）处即四渎穴。

天井

功效 疏肝散结，泻火解毒，豁痰开窍，通络止痛。

主治 偏头痛，耳聋，瘿气，瘰疬，胁肋痛，癫痫，颈项、肩臂痛。

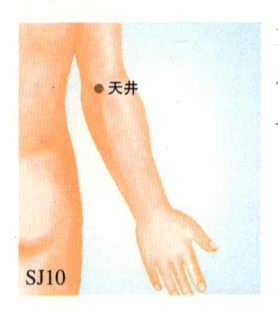

定位取法 屈肘，当肘尖穴直上1寸凹陷处。

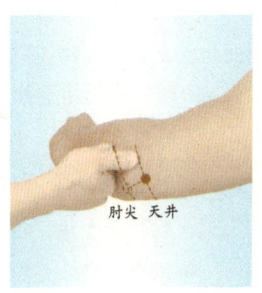

简便取法 屈肘，肘尖穴直上1横指距离（1寸）有一凹陷处即天井穴。

清冷渊

功效 疏肝利胆，活血化瘀，通络止痛。

主治 胁痛，黄疸，头痛，肩臂痛。

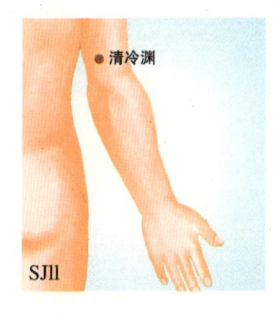

定位取法 屈肘，当肘尖穴直上2寸，即天井穴上1寸处。

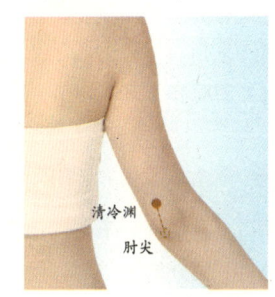

简便取法 屈肘，肘尖穴直上三指定位法的距离（2寸）有一凹陷处即清冷渊穴。

消泺

功效 解毒泻火，活血化瘀，通络止痛。

主治 头痛，齿痛，项强，颈痛，肩背痛。

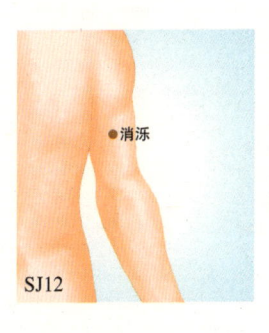

定位取法 在肘尖穴与肩髎穴连线上，当清冷渊穴上3寸处。

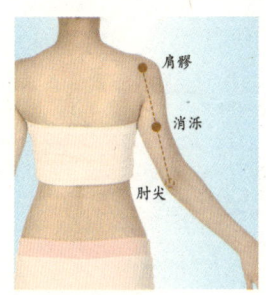

简便取法 先取肩髎穴（见118页），其与肘尖穴连线上，肘尖穴上一夫加两个1横指的距离（5寸）处即消泺穴。

臑会

功效 解毒散结，活血化瘀，通络止痛。
主治 瘰疬，瘿气，上肢痹痛。

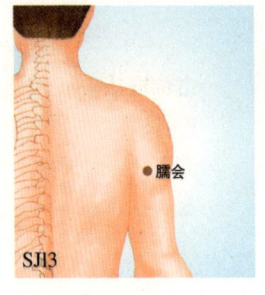

定位取法 在肘尖穴与肩髎穴连线上，当肩髎穴下3寸，三角肌后下缘处。

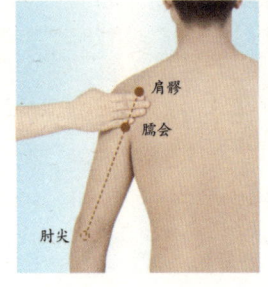

简便取法 先找到肩髎穴（见本页），其与肘尖穴连线上，肩髎穴下一夫的距离（3寸）处即臑会穴。

肩髎

功效 活血化瘀，通络止痛。
主治 肩臂挛痛，肩关节屈伸不利。

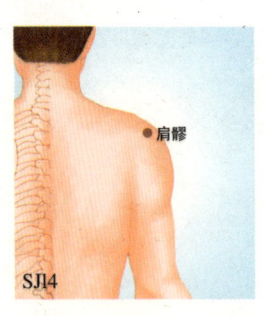

定位取法 在肩峰后下方，上臂外展平举时，当肩髃穴后约1寸凹陷处。

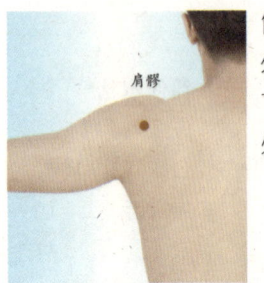

简便取法 外展上臂，肩膀后下方呈现出一凹陷处即肩髎穴。

天髎

功效 疏风活络，活血化瘀，柔筋止痛。
主治 肩臂痛，颈项强急，肩关节屈伸不利。

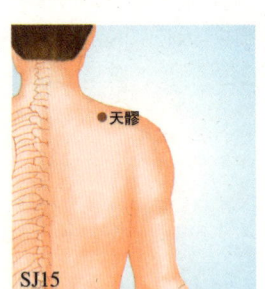

定位取法 在肩胛骨上角，曲垣穴上1寸处。

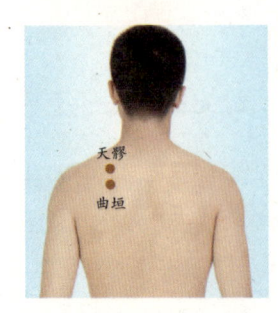

简便取法 肩胛部，曲垣穴（见72页）直上1横指距离（1寸）处即天髎穴。

天牖

功效 平肝潜阳，疏风清热，散结止痛。
主治 头晕，头痛，目痛，鼻出血，喉痹，耳聋，瘰疬，项强，肩背痛。

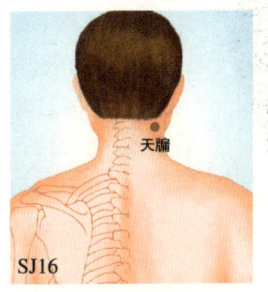

定位取法 在乳突后下方，当胸锁乳突肌后缘，约平下颌角处。

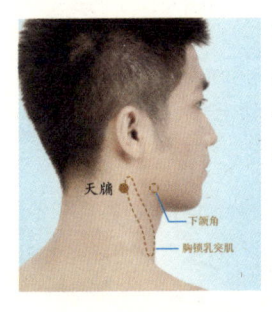

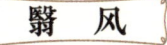

简便取法 胸锁乳突肌后缘，平下颌角有一凹陷处即天牖穴。

翳风

功效 清泻肝火，祛风散结，祛风通络。
主治 耳鸣，耳聋，齿痛，口眼歪斜，牙关紧闭，颊肿，瘰疬。

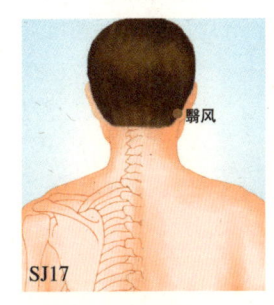

定位取法 在耳垂后方，当乳突前下方与下颌角之间的凹陷处。

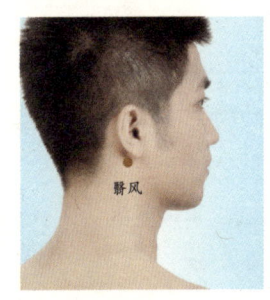

简便取法 头偏向一侧，将耳垂下压，耳垂所在有一凹陷处即翳风穴。

瘛脉

功效 平肝潜阳，通络止痛，豁痰开窍，镇惊安神。
主治 头痛，耳聋，耳鸣，小儿惊风。

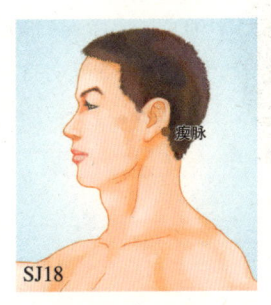

定位取法 在乳突中央，当翳风穴与角孙穴沿耳轮连线的下1/3与上2/3交界处。

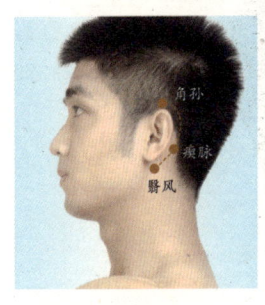

简便取法 先将翳风穴（见本页）和角孙穴（见120页）沿耳轮后缘做弧形连线，弧线的中、下1/3交点处即瘛脉穴。

颅息

功效 熄风通络，豁痰开窍，镇惊安神。
主治 头痛，耳鸣，耳聋，小儿惊风。

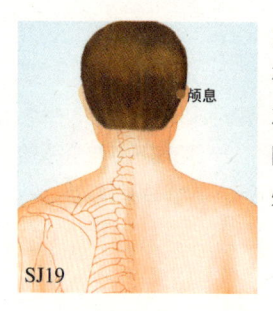

定位取法
在角孙穴与翳风穴之间，沿耳轮连线的上、中 1/3 交界处。

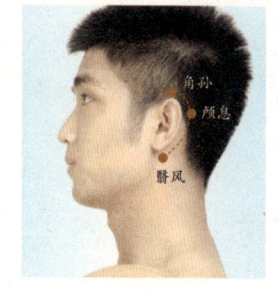

简便取法
先将翳风穴（见119页）和角孙穴（见本页）沿耳轮后缘做弧形连线，弧线的上、中 1/3 交点处即颅息穴。

角孙

功效 清肝明目，解毒消肿，疏风止痛。
主治 头痛，颊肿，目赤肿痛，齿痛，项强。

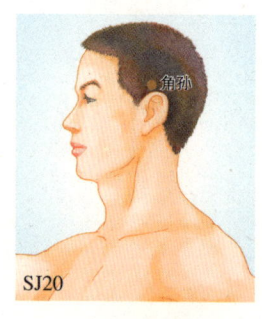

定位取法
在头部，折耳郭向前，当耳尖直上入发际处。

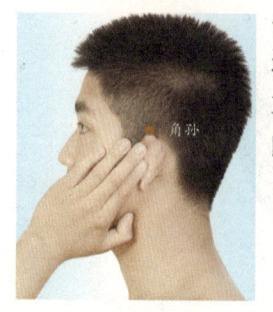

简便取法
将耳郭折叠向前，耳尖直上入发际处即角孙穴。

耳门

功效 镇肝熄风，豁痰开窍，清热解毒。
主治 耳鸣，耳聋，齿痛，颈颔痛。

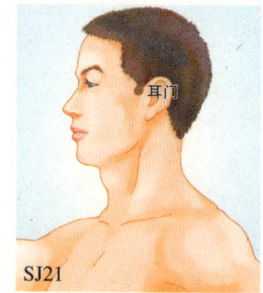

定位取法
张口，在耳屏上切迹前，下颌骨髁状突后缘凹陷处。

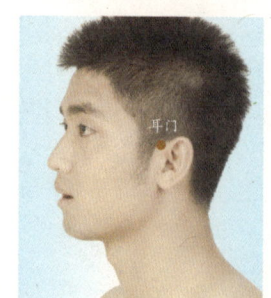

简便取法
耳屏上缘前方，张口时有一凹陷处即耳门穴。

耳和髎

功效 豁痰开窍，祛风通络，清热解毒。
主治 头痛，耳鸣，牙关紧闭，口㖞。

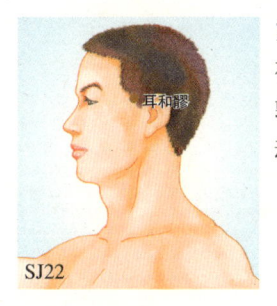

定位取法
在鬓发后缘，平耳郭根之前方，颞浅动脉的后缘。

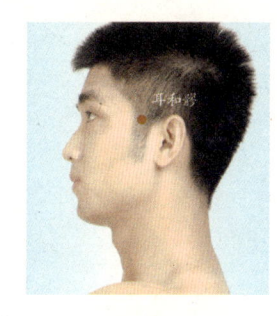

简便取法
鬓发后缘做垂直线，耳郭根部做水平线，二者交点处即耳和髎穴。

丝竹空

功效 镇肝熄风，清热明目，消肿止痛。
主治 癫痫，头痛，目眩，目赤肿痛，眼睑瞤动，齿痛。

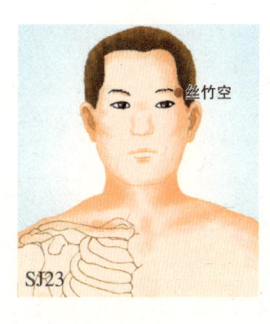

定位取法
在面部，当眉梢凹陷处。

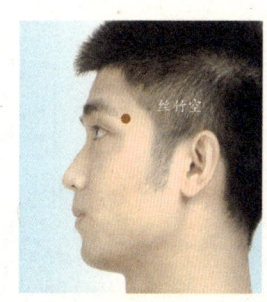

简便取法
眉毛外侧缘眉梢有一凹陷处即丝竹空穴。

"为此诸病，盛则泻之，虚则补之，热则疾之，寒则留之，陷下则灸之，不盛不虚以经取之。"——灵枢·经脉

第十二章

足少阳胆经

瞳子髎

功效 清热泻火，消肿止痛，祛风明目。
主治 头痛，目赤肿痛，目翳，内障。

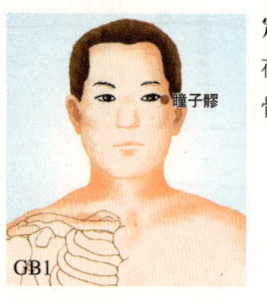

定位取法
在目外眦旁，当眶骨外缘凹陷处。

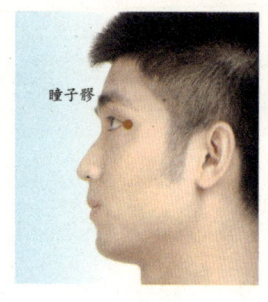

简便取法
目外眦旁，眼眶外侧缘处即童子髎穴。

听会

功效 聪耳利窍，祛风泻火，通络止痛。
主治 耳鸣，耳聋，聤耳，面痛，齿痛，口㖞。

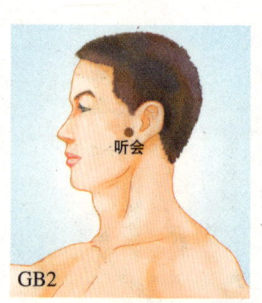

定位取法
张口，在耳屏间切迹前，下颌骨髁状突后缘的凹陷处。

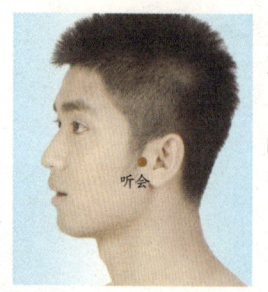

简便取法
耳屏下缘前方，张口有一凹陷处即会听穴。

上关

功效 聪耳利窍，镇肝熄风，泻热止痛。
主治 偏头痛，耳鸣，耳聋，口眼歪斜，齿痛，口噤。

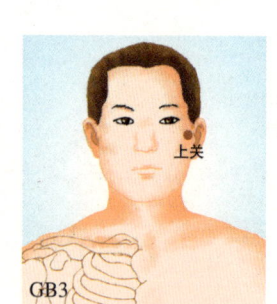

定位取法
在下关穴直上，当颧弓上缘凹陷处。

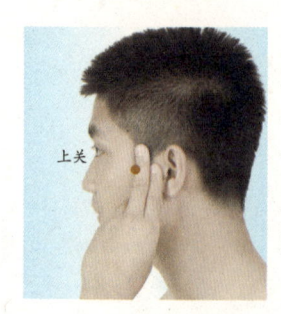

简便取法
耳屏往前量二指定位法的距离（1.5寸），耳前颧骨弓上侧凹陷处即上关穴。

颔厌

功效 清热泻火，镇肝熄风，通窍止痛。
主治 偏头痛，目眩，耳鸣，齿痛，癫痫。

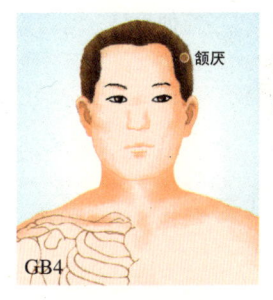

定位取法 在头维穴与曲鬓穴弧形连线的上 1/4 与下 3/4 交点处。

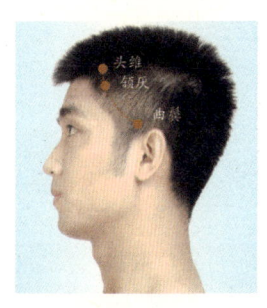

简便取法 先取头维穴（见 042 页）和曲鬓穴（见 126 页）两穴连线，上 1/4 与下 3/4 交点处即颔厌穴。

悬颅

功效 清热泻火，熄风祛痰，消肿散瘀。
主治 偏头痛，目赤肿痛，齿痛。

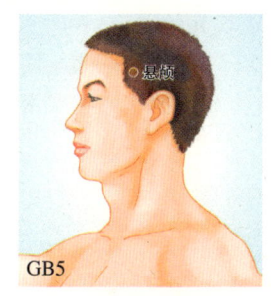

定位取法 在头维穴与曲鬓穴弧形连线的中点处。

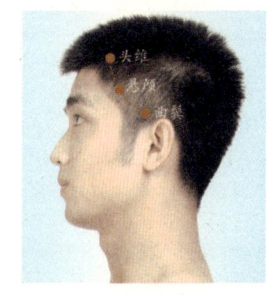

简便取法 先取头维穴（见 042 页）和曲鬓穴（见 126 页）两穴连线，在中点处即悬颅穴。

悬厘

功效 清热泻火，消肿散瘀，镇肝熄风。
主治 偏头痛，目赤肿痛，耳鸣。

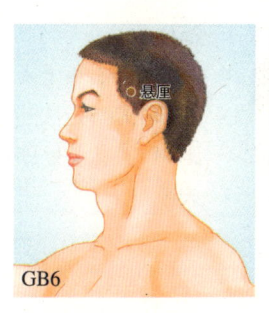

定位取法 在头维穴与曲鬓穴弧形连线的上 3/4 与下 1/4 交点处。

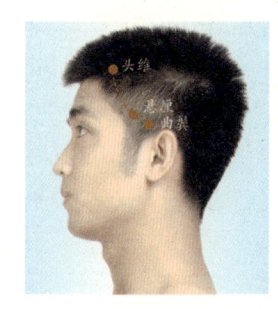

简便取法 先取头维穴（见 042 页）和曲鬓穴（见 126 页）两穴连线，上 3/4 与下 1/4 交点处即悬厘穴。

曲鬓

功效 清热泻火，活血通络，熄风祛痰。
主治 头痛，齿痛，牙关紧闭，暴喑。

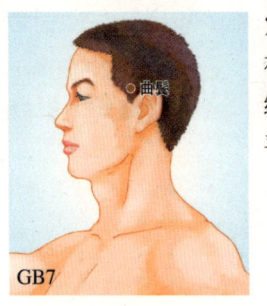

定位取法
在耳前鬓角发际后缘的垂线与耳尖水平线交点处。

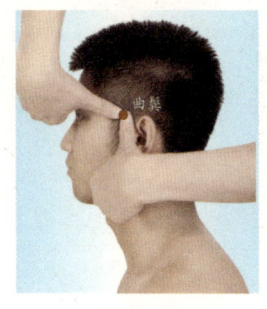

简便取法
耳前鬓角发际后缘做垂直线，与耳尖水平线交点处即曲鬓穴。

率谷

功效 镇肝熄风，化痰开窍，活血通络。
主治 偏头痛，眩晕，小儿惊风。

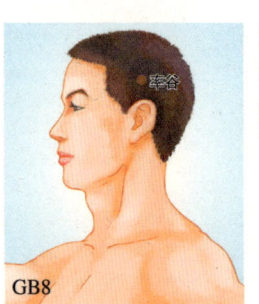

定位取法
在耳尖直上，入发际1.5寸处。

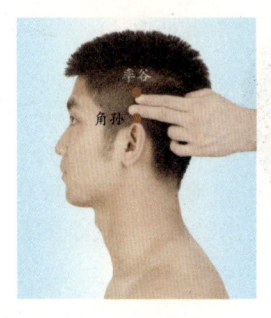

简便取法
先取角孙穴（见120页），直上二指定位法的距离（1.5寸）处即率谷穴。

天冲

功效 清热泻火，消肿止痛，豁痰熄风。
主治 头痛，牙龈肿痛，癫痫。

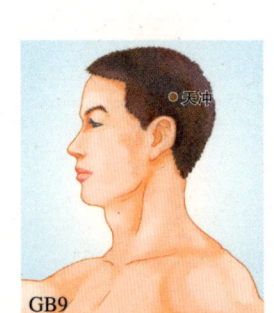

定位取法
在耳根后缘直上，入发际2寸，率谷穴后0.5寸处。

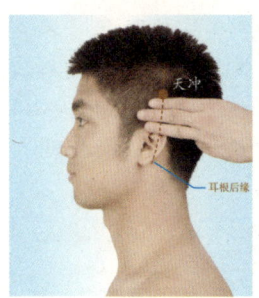

简便取法
耳根后缘，直上入发际三指定位法的距离（2寸）处即天冲穴。

浮 白

功效 疏肝理气，清热泻火，开窍散结。
主治 头痛，耳鸣，耳聋，目痛，瘿气。

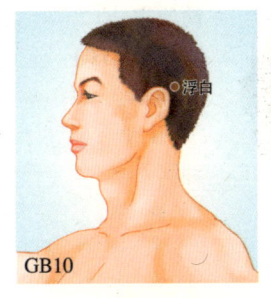

定位取法
在天冲穴与完骨穴弧形连线的中 1/3 与上 1/3 交点处。

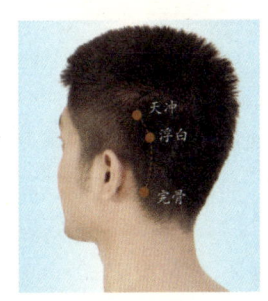

简便取法
先取天冲穴（见 126 页）和完骨穴（见本页）二者弧形连线，连线的中 1/3 与上 1/3 交点即浮白穴。

头窍阴

功效 清泻肝火，聪耳利窍，通络止痛。
主治 头痛，耳鸣，耳聋。

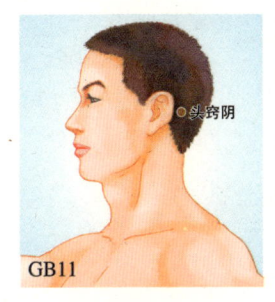

定位取法
在乳突的后上方，当天冲穴与完骨穴弧形连线的下 1/3 与上 2/3 交点处。

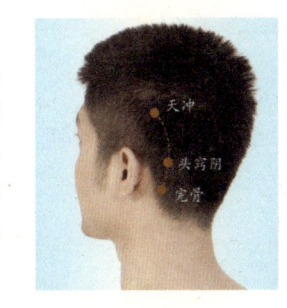

简便取法
先取天冲穴（见 126 页）和完骨穴（见本页）二者弧形连线，连线的下 1/3 与上 2/3 交点处即头窍阴穴。

完 骨

功效 镇肝熄风，通络止痛，清热祛邪。
主治 头痛，颈项强痛，齿痛，口歪，疟疾，癫痫。

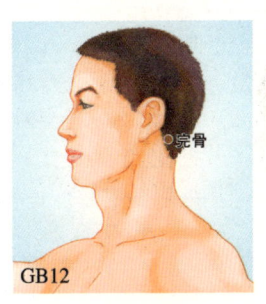

定位取法
在乳突的后下方凹陷处。

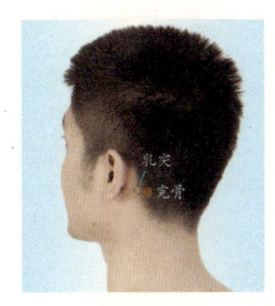

简便取法
耳后下方，可摸到一明显突起，其后下方凹陷处即完骨穴。

127

本　神

功效　镇肝熄风，豁痰开窍，安神止痉。
主治　头痛，目眩，癫痫，小儿惊风。

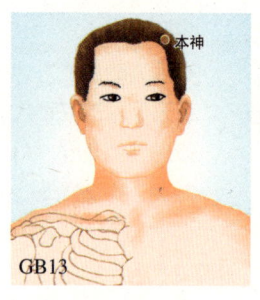

定位取法　在前发际正中向上0.5寸（神庭）再向外旁开3寸处。

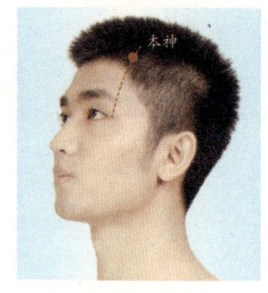

简便取法　从外眼角直上入发际半横指的距离（0.5寸）处即本神穴。

阳　白

功效　补益肝肾，祛风化湿，清利头目。
主治　头痛，目眩，目痛，视物模糊，眼睑瞤动。

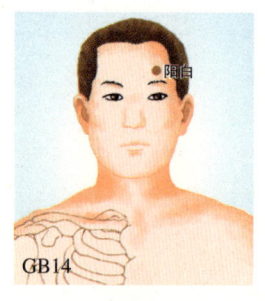

定位取法　在前额部，当瞳孔直上，眉上1寸处。

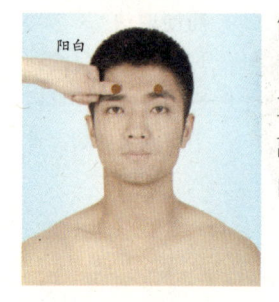

简便取法　目视前方，自瞳孔直上眉上1横指距离（1寸）处即阳白穴。

头临泣

功效　化湿解表，祛风散寒，清肝明目。
主治　头痛，目眩，流泪，鼻塞，小儿惊痫。

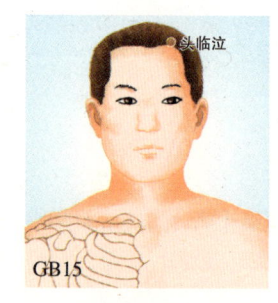

定位取法　在阳白穴直上，入前发际0.5寸处。

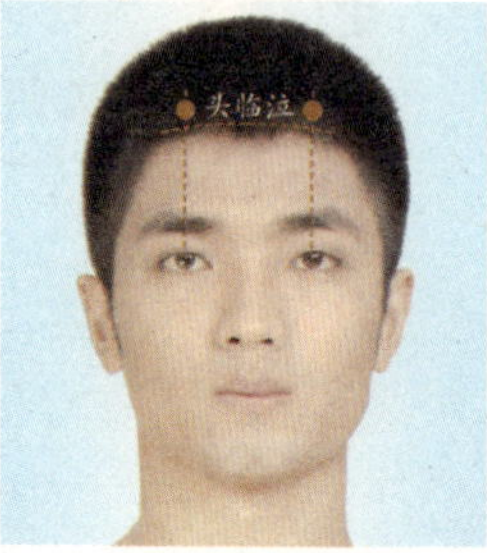

简便取法　目视前方，自瞳孔直上，入发际半横指距离（0.5寸）处即头临泣穴。

目窗

功效 清热凉血，泻火明目，消肿散瘀。
主治 头痛，目赤肿痛，青盲，鼻塞，癫痫，面部浮肿。

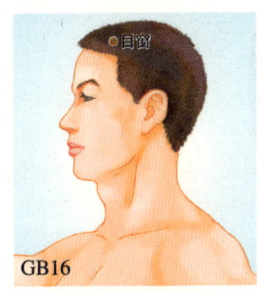

定位取法
在头临泣穴后1寸处。

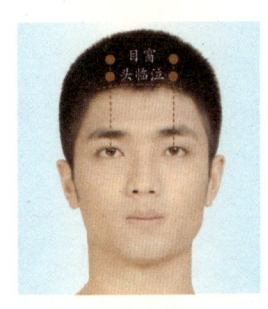

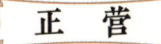

简便取法
目视前方，自瞳孔直上，头临泣穴（见128页）上1横指距离（1寸）处即目窗穴。

正营

功效 平肝潜阳，祛痰通络，泻火消肿。
主治 头痛，目眩，口唇强急，齿痛。

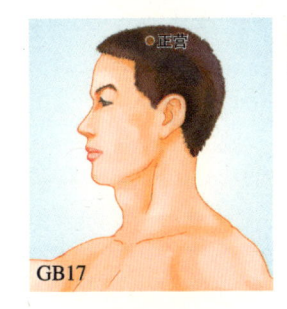

定位取法
在目窗穴后1寸处。

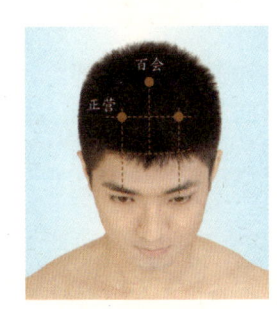

简便取法
前发际到百会穴（见152页）中点做一水平线，与瞳孔做一垂直线，两条线交点处即正营穴。

承灵

功效 平肝潜阳，凉血利窍，通络止痛。
主治 头痛，眩晕，目痛，鼻塞，鼻出血。

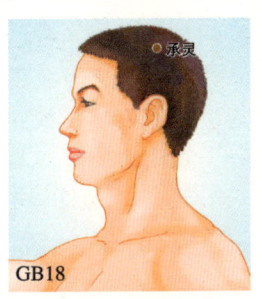

定位取法
在正营穴后1.5寸处。

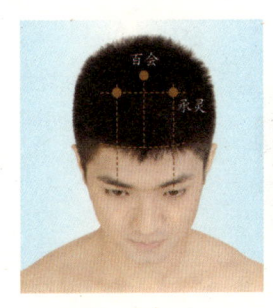

简便取法
先取百会穴（见152页），向前1横指（1寸）做一水平线，再与瞳孔做一垂直线，两条线交点处即承灵穴。

脑 空

功效 镇肝熄风，开窍醒神，清热泻火。
主治 头痛，目眩，颈项强痛，癫狂痫。

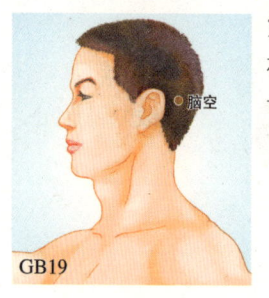

定位取法
在风池穴直上1.5寸处。

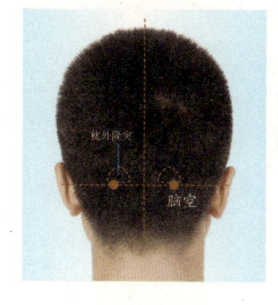

简便取法
后脑摸到隆起的高骨，做一水平线，与头正中线交点旁开三指定位法的距离（2寸）处即脑空穴。

风 池

功效 平肝潜阳，宣肺通窍，清热祛邪。
主治 头痛，眩晕，脑卒中，目赤肿痛，鼻窦炎，鼻出血，耳鸣，耳聋，颈项强痛，感冒，癫痫，热病，疟疾，瘿气。

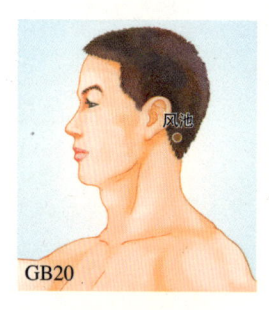

定位取法
在胸锁乳突肌与斜方肌上端之间凹陷处与风府穴相平处。

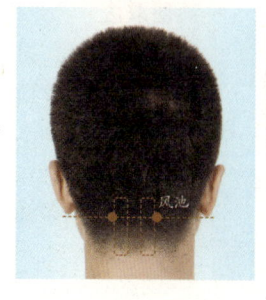

简便取法
后脑高骨下两条大筋外缘有一凹陷处，与耳垂齐平处即风池穴。

肩 井

功效 祛风通络，清热调经，解毒散结。
主治 头项强痛，肩背疼痛，上肢不遂，难产，乳痈，乳汁不下，瘰疬。

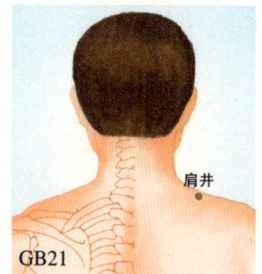

定位取法
在肩上，当大椎穴与肩峰连线中点处。

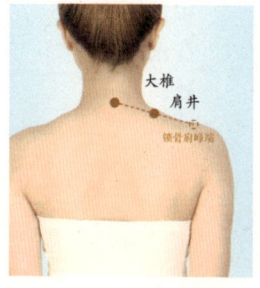

简便取法
先取大椎穴（见150页），再找到锁骨肩峰端，二者连线中点处即肩井穴。

渊 腋

功效 疏肝理气，通络止痛，祛湿消肿。
主治 胸满，胁痛，上肢痹痛，腋下肿。

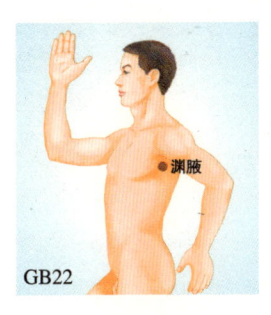

定位取法
举臂，当腋中线上，腋下3寸，第4肋间隙中。

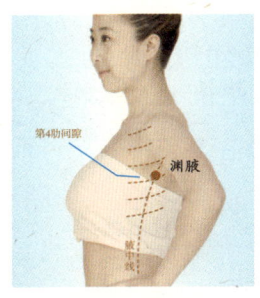

简便取法
在腋中线上，第4肋间隙（男性乳头所在肋间隙）中即渊腋穴。

辄 筋

功效 疏肝理气，通络止痛，宣肺平喘，降逆止呕。
主治 胸满，胁痛，气喘，呕吐，吞酸。

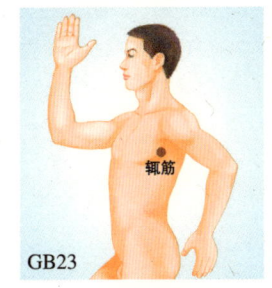

定位取法
在渊腋穴前1寸，第4肋间隙中。

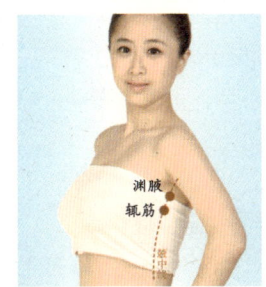

简便取法
先取渊腋穴（见本页），沿第4肋间隙向前下量1横指距离（1寸）处即辄筋穴。

日 月

功效 疏肝理气，降逆止呕，利胆退黄。
主治 呕吐，吞酸，胁肋疼痛，呃逆，黄疸。

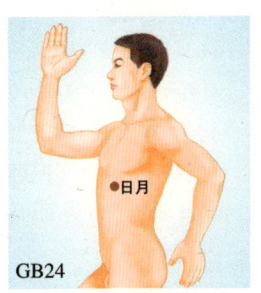

定位取法
在乳头直下，第7肋间隙，前正中线旁开4寸处。

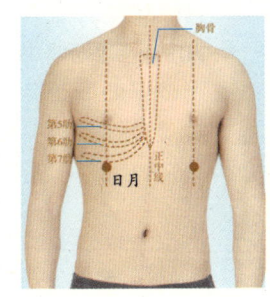

简便取法
男性乳头垂直向下推至3个肋间隙处；女性前正中线旁开一夫加1横指距离（4寸）处即日月穴。

京 门

功效 健脾补肾，疏肝理气，利湿泻热。
主治 小便不利，水肿，腰痛，胁痛，腹胀，泄泻。

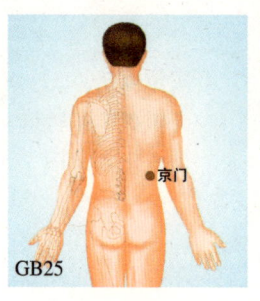

定位取法
在第12肋端下方，当章门穴后1.8寸处。

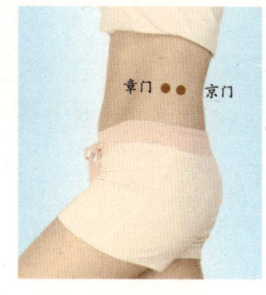

简便取法
先取章门穴（见144页），水平向后二指定位法与三指定位法的未交叉区域处即京门穴。

带 脉

功效 温经散寒，固摄止脉，理气止痛。
主治 经闭，月经不调，带下，腹痛，疝气，腰胁痛。

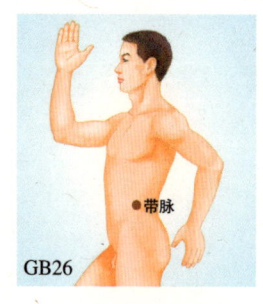

定位取法
在第11肋端直下平脐处。

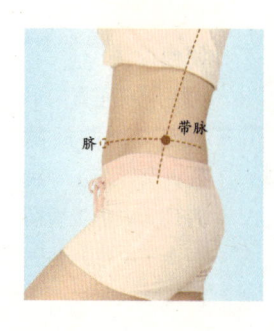

简便取法
腋中线与平脐水平线相交处即带脉穴。

五 枢

功效 健脾补肾，调经止带，温阳通便。
主治 腹痛，疝气，带下，便秘，阴挺。

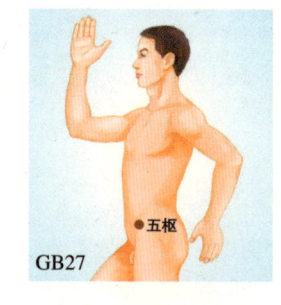

定位取法
在髂前上棘之前0.5寸，约平脐下3寸处。

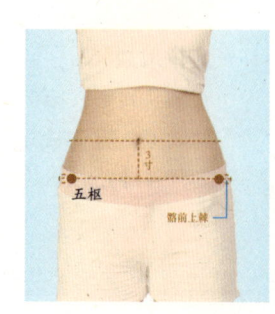

简便取法
从肚脐向下一夫的距离（3寸）处做水平线，与髂前上棘相交内侧半横指（0.5寸）处即五枢穴。

第十二章 足少阳胆经

维 道

功效 健脾补肾，温经散寒，理气止痛。
主治 腹痛，疝气，带下，阴挺。

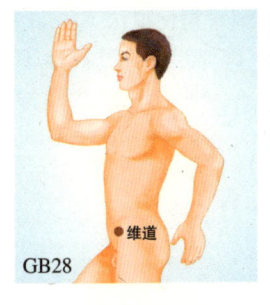

定位取法
在髂前上棘前下方，当五枢穴下0.5寸处。

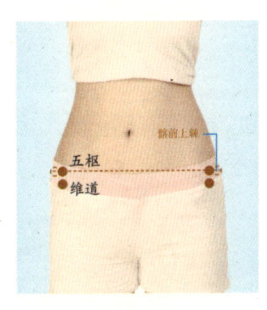

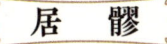

简便取法
先找到五枢穴（见132页），其前下半横指（0.5寸）处即维道穴。

居 髎

功效 温经理气，散寒除湿，通络止痛。
主治 腰痛，下肢痿痹，瘫痪，疝气。

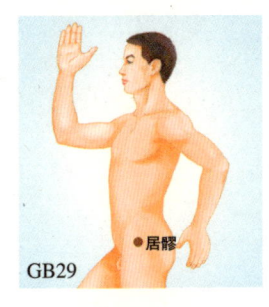

定位取法
在髂前上棘与股骨大转子高点连线的中点处。

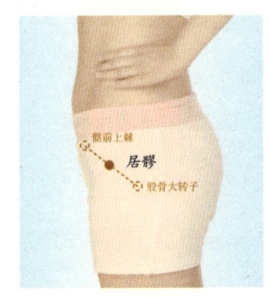

简便取法
髋部最隆起处为股骨大转子，髂前上棘与股骨大转子二者连线中点即居髎穴。

环 跳

功效 补肾益气，通络除湿，强健腰膝。
主治 腰胯疼痛，半身不遂，下肢痿痹。

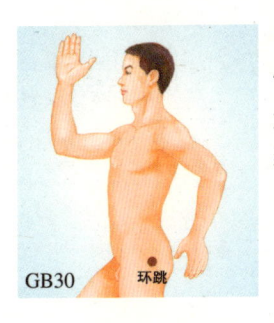

定位取法
侧卧屈股，在股骨大转子高点与骶管裂孔连线的外1/3与内2/3交界处。

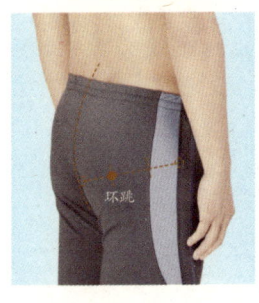

简便取法
股骨大转子最高点与骶管裂孔做一直线，外1/3与内2/3的交点处即环跳穴。

133

风市

功效 祛风通络，散寒除湿，补肾益气。
主治 半身不遂，下肢痿痹，遍身瘙痒，脚气。

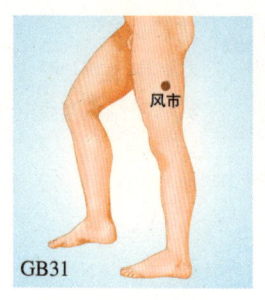

定位取法
在大腿外侧部的中线上，当腘横纹上7寸处。

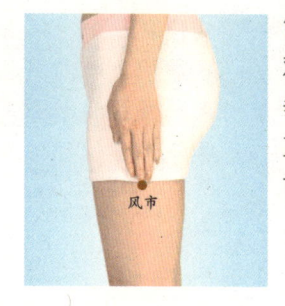

简便取法
双侧手臂自然下垂，手掌并拢伸直，中指尖处即风市穴。

中渎

功效 温经散寒，祛风除湿，通络止痛。
主治 下肢痿痹麻木，半身不遂。

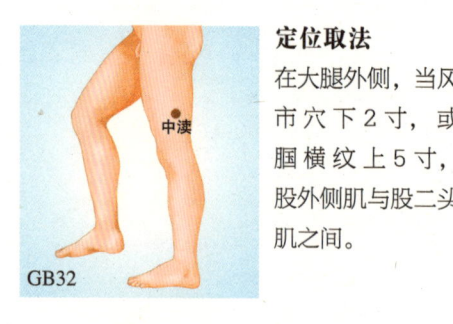

定位取法
在大腿外侧，当风市穴下2寸，或腘横纹上5寸，股外侧肌与股二头肌之间。

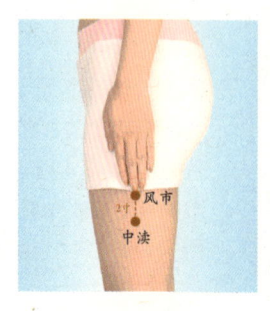

简便取法
先取风市穴（见本页），直下三指定位法的距离（2寸）处即中渎穴。

膝阳关

功效 温经散寒，祛风除湿，通络止痛。
主治 膝关节肿痛挛急，小腿麻木。

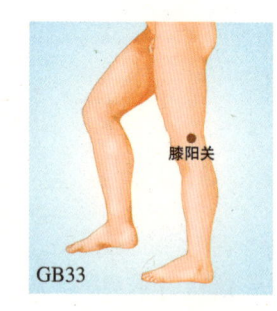

定位取法
在膝外侧，当阳陵泉穴上3寸，股骨外上髁上方的凹陷处。

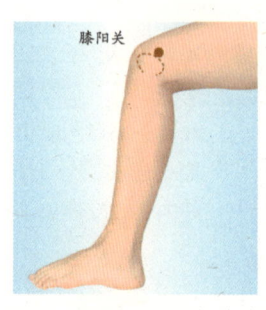

简便取法
屈膝90°，膝上外侧有一高骨，其上方有一凹陷处即膝阳关穴。

第十二章 足少阳胆经

阳陵泉

功效 疏肝利胆，理气止呕，补肾益气，通络止痛。

主治 胁痛，口苦，呕吐，黄疸，小儿惊风，半身不遂，下肢痿痹，脚气。

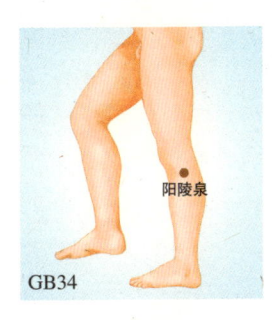

定位取法 在小腿外侧，当腓骨小头前下方凹陷处。

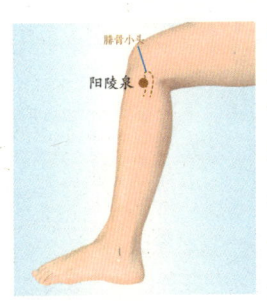

简便取法 屈膝90°，膝关节外下方，腓骨小头前下方有一凹陷处即阳陵泉穴。

阳 交

功效 疏肝理气，通络止痛，镇静安神。

主治 胸胁胀满，下肢痹痛，癫狂。

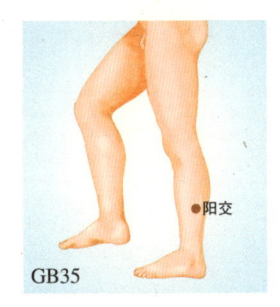

定位取法 在外踝尖上7寸，腓骨后缘处。

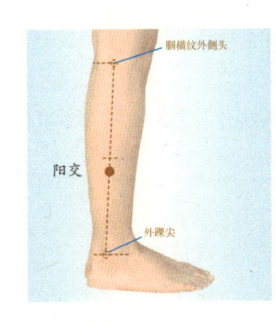

简便取法 腘横纹外侧头与外踝尖连线上，中点向下1横指距离（1寸），腓骨后缘处即阳交穴。

外 丘

功效 祛风通络，疏肝理气，豁痰开窍。

主治 颈项强痛，胸胁胀满，下肢痿痹，癫狂。

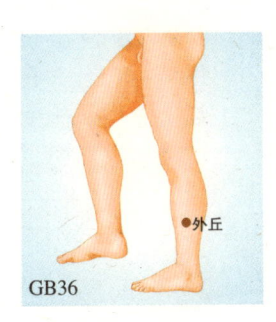

定位取法 在外踝尖上7寸，腓骨前缘平阳交穴处。

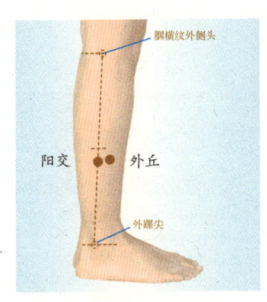

简便取法 腘横纹外侧头与外踝尖连线上，中点向前1横指距离（1寸），腓骨前缘处即外丘穴。

135

光 明

功效 健脾理气，疏肝明目，通络止痛。
主治 目痛，夜盲，下肢痿痹，乳房胀痛。

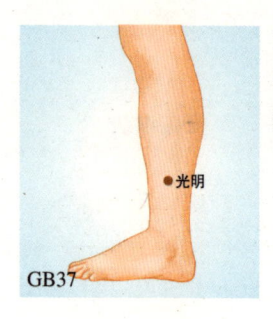

定位取法
在外踝尖上5寸，腓骨前缘处。

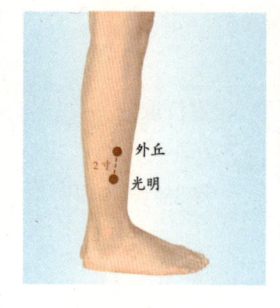

简便取法
先取外丘穴（见135页）向下三指定位法的距离（2寸），腓骨前缘即光明穴。

阳 辅

功效 温经散寒，清热利咽，理气散结，通络止痛。
主治 偏头痛，目外眦痛，咽喉肿痛，瘰疬，胸胁胀痛，脚气，下肢痿痹，半身不遂。

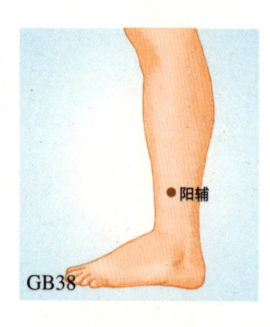

定位取法
在外踝尖上4寸，腓骨前缘稍前处。

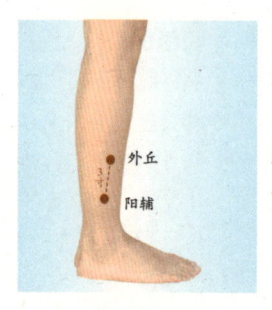

简便取法
先取外丘穴（见135页）下一夫的距离（3寸），腓骨前缘即阳辅穴。

悬 钟

功效 解毒利咽，化瘀止血，平肝熄风，补益肝肾。
主治 项强，胸胁胀痛，下肢痿痹，咽喉肿痛，脚气，半身不遂，痔疾。

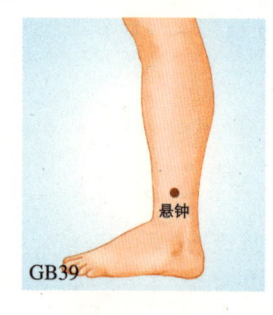

定位取法
在外踝尖上3寸，腓骨前缘处。

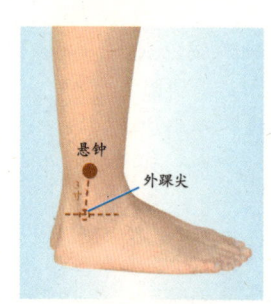

简便取法
外踝尖直上一夫的距离（3寸），腓骨前缘处即悬钟穴。

丘　墟

功效　疏肝理气，通经活络，健脾利湿。
主治　胸胁胀痛，颈项痛，下肢痿痹，疟疾，足跗肿痛。

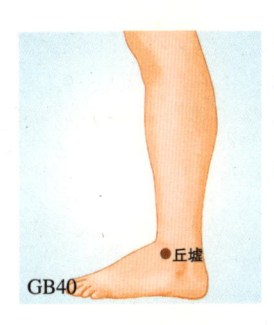

定位取法
在外踝前下方，趾长伸肌腱外侧凹陷处。

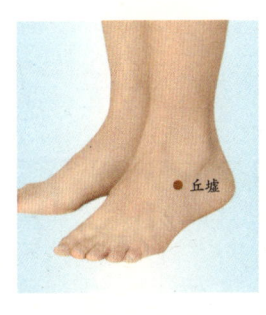

简便取法
脚掌用力背伸，足背可见明显趾长伸肌腱，其外侧、足外踝前下方凹陷处即丘墟穴。

足临泣

功效　清热泻火，疏肝理气，补益脾肾，调经散结。
主治　目赤肿痛，胁肋疼痛，月经不调，遗溺，乳痈，瘰疬，疟疾，足跗疼痛。

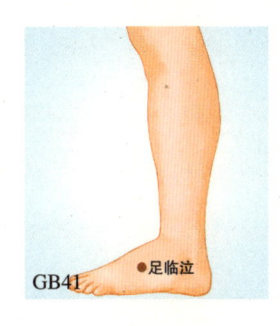

定位取法
在第4、第5跖骨结合部前方，小趾长伸肌腱外侧凹陷处。

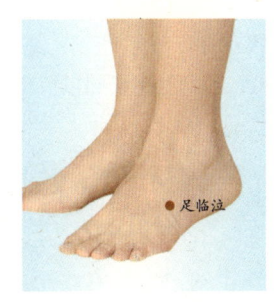

简便取法
第4、第5跖骨结合部前方，小趾长伸肌腱外侧，触摸有一凹陷处即足临泣穴。

地五会

功效　清热泻火，解毒消肿，疏肝理气，通经止血。
主治　头痛，目赤，耳鸣，胁痛，乳痈，内伤吐血，足背肿痛。

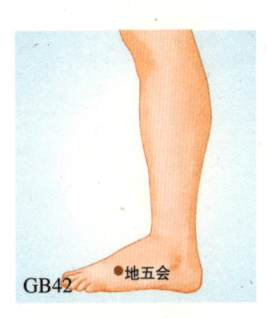

定位取法
在第4、第5跖骨之间，小趾长伸肌腱内缘处。

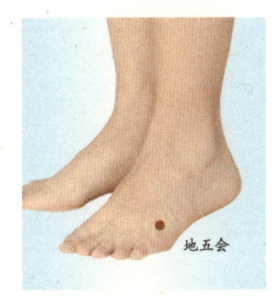

简便取法
第4、第5跖骨之间，小趾长伸肌腱内侧缘处即地五会穴。

侠溪

功效 清热利窍，散瘀消肿，疏肝理气。
主治 头痛，目眩，耳鸣，耳聋，目赤肿痛，热病，胁肋疼痛，乳痈。

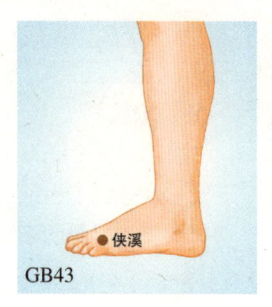

定位取法 在足背第4、第5趾间缝纹端处。

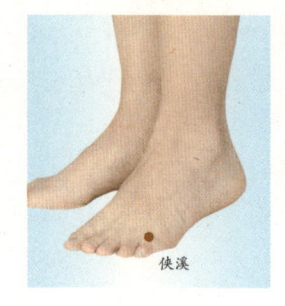

简便取法 在足背部第4、第5两趾之间连接处的缝纹端处即侠溪穴。

足窍阴

功效 清热解毒，散瘀消肿，疏肝理气，调经止痛。
主治 头痛，目赤肿痛，耳聋，咽喉肿痛，热病，失眠，胁痛，咳逆，月经不调。

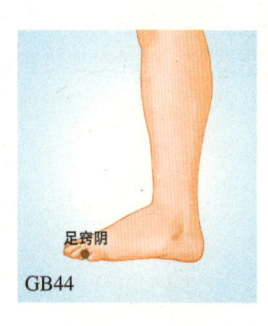

定位取法 在第4趾外侧端，趾甲角旁0.1寸处。

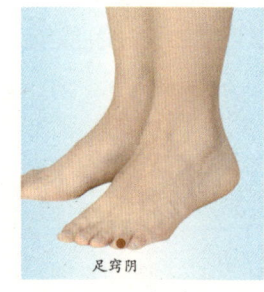

简便取法 第4趾趾甲外侧缘与下缘各做一垂线，交点处即足窍阴穴。

第十三章 足厥阴肝经

大敦

功效 补益脾肺，散寒调经，温肾固摄。
主治 疝气，遗尿，月经不调，经闭，崩漏，阴挺，癫痫。

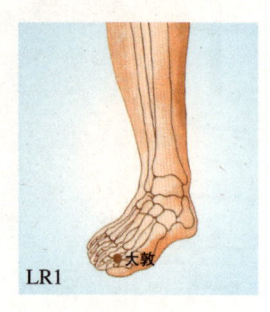

定位取法
在足大趾外侧端，趾甲角旁0.1寸处。

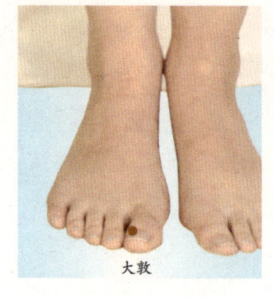

简便取法
大趾趾甲外侧缘与下缘各做一垂线，交点处即大敦穴。

LR1

行间

功效 散寒调经，清热泻火，理气通络。
主治 头痛，目眩，目赤肿痛，青盲，口歪，胁痛，疝气，小便不利，崩漏，癫痫，月经不调，痛经，带下，脑卒中。

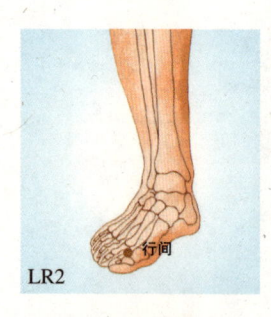

定位取法
在足背第1、第2趾间缝纹端处。

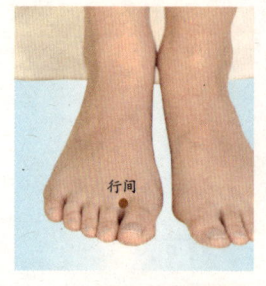

LR2

简便取法
在足背部第1、第2两趾之间连接处的缝纹头处即行间穴。

太冲

功效 疏肝理气，疏风清热，利胆泻火，除湿通络。
主治 头痛，眩晕，目赤肿痛，口歪，胁痛，遗尿，疝气，崩漏，月经不调，癫痫，呕逆，小儿惊风，下肢痿痹。

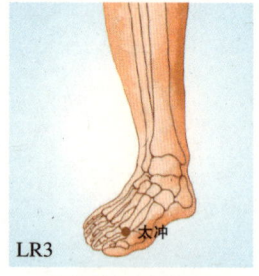

定位取法
在足背第1、第2跖骨结合部前凹陷处。

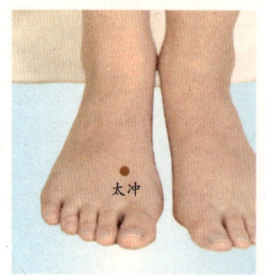

LR3

简便取法
沿第1、第2趾间横纹向足背直上，有一凹陷处即太冲穴。

中封

功效 散寒调经，补益脾肾，通络止痛。
主治 疝气，遗精，小便不利，腹痛，内踝肿痛。

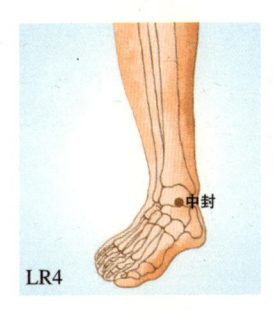

定位取法 在内踝前1寸，胫骨前肌腱内缘凹陷处。

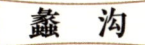

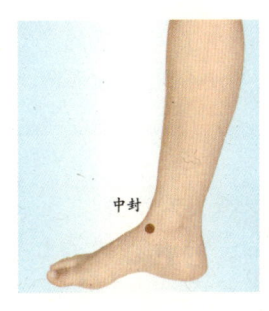

LR4

简便取法 在内踝前1横指距离（1寸），可见两条大筋，触之有一凹陷处即中封穴。

蠡沟

功效 温肾助阳，散寒调经，疏肝理气，通络止痛。
主治 小便不利，遗尿，月经不调，带下，下肢痿痹。

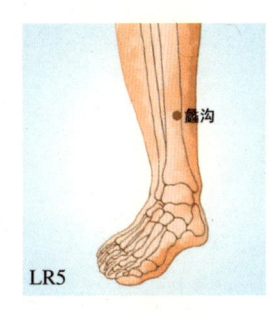

定位取法 在足内踝尖上5寸，胫骨内侧面中央。

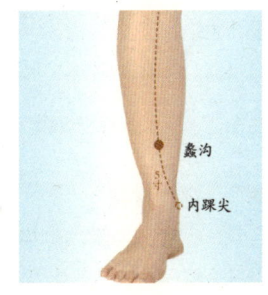

LR5

简便取法 内踝尖垂直向上一夫加两个1横指的距离（5寸），胫骨内侧凹陷处即蠡沟穴。

中都

功效 散寒调经，通络止痛，补益脾肾。
主治 疝气，崩漏，腹痛，泄泻，恶露不尽。

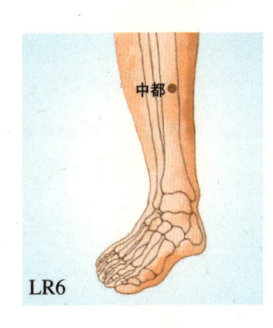

定位取法 在足内踝尖上7寸，胫骨内侧面中央。

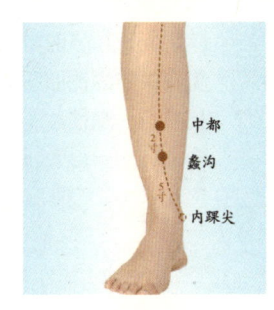

LR6

简便取法 先取蠡沟穴（见本页），再向上三指定位法的距离（2寸）即中都穴。

膝 关

功效 散寒调经，祛风除湿，通络止痛。
主治 膝髌肿痛，下肢痿痹。

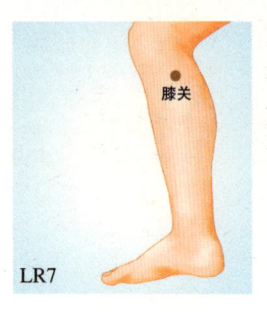

定位取法
在胫骨内上髁后下方，阴陵泉穴后1寸处。

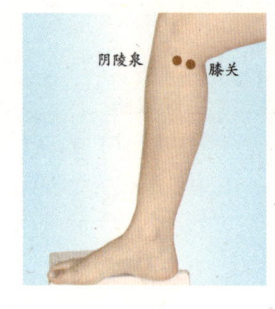

简便取法
先取阴陵泉穴（见058页），向后1横指距离（1寸），有一凹陷处即膝关穴。

曲 泉

功效 补肾固涩，理气通络，交通心肾。
主治 腹痛，小便不利，遗精，阴痒，膝痛，月经不调，痛经，带下。

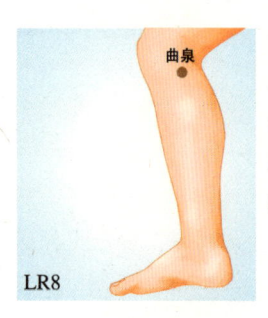

定位取法
屈膝，当膝内侧横纹头上方，半腱肌、半膜肌止端前缘凹陷处。

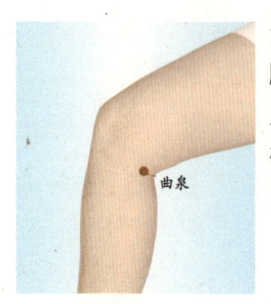

简便取法
膝内侧，屈膝时可见膝关节内侧面腘横纹头，腘横纹头凹陷处即曲泉穴。

阴 包

功效 养肝调经，补肾纳气，通络止痛。
主治 腹痛，遗尿，小便不利，月经不调。

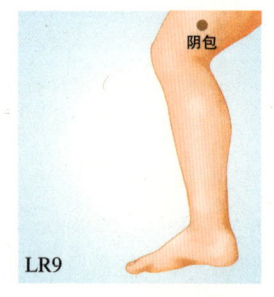

定位取法
在股骨内上髁上4寸，缝匠肌后缘。

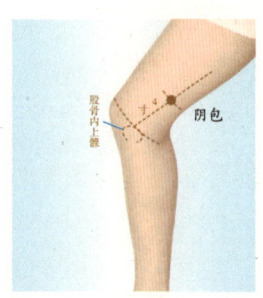

简便取法
大腿内侧，膝盖内侧上端，直上一夫加1横指距离（4寸）处即阴包穴。

第十三章 足厥阴肝经

足五里

功效 补肾纳气，固摄胞宫，散结消肿。
主治 小腹痛，小便不通，阴挺，睾丸肿痛，嗜卧，瘰疬。

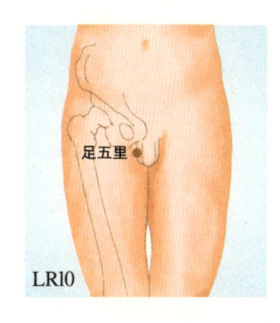

定位取法
在曲骨穴旁开2寸，直下3寸处。

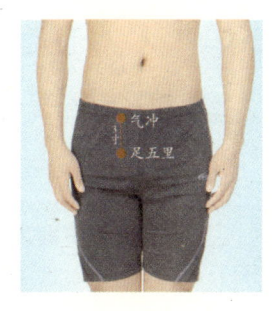

简便取法
在大腿内侧，先取气冲穴（见049页），直下一夫的距离（3寸）处即足五里穴。

阴 廉

功效 调经止带，温经调血，理气散寒。
主治 月经不调，带下，小腹痛。

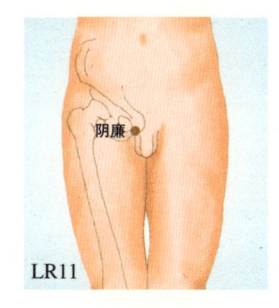

定位取法
在气冲穴下2寸，腹股沟内，长收肌外缘处。

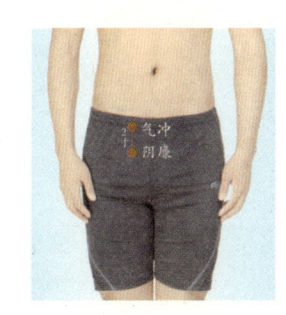

简便取法
在大腿内侧，先取气冲穴（见049页），直下三指定位法的距离（2寸）处即阴廉穴。

急 脉

功效 理气通络，温经散寒，补益脾肾。
主治 疝气，小腹痛，阴挺。

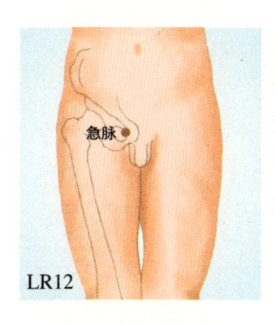

定位取法
耻骨联合下缘中点旁开2.5寸，当气冲穴外下方腹股沟处。

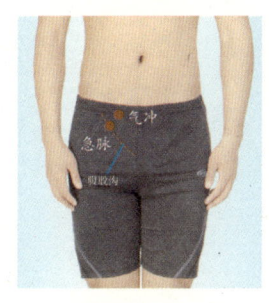

简便取法
气冲穴（见049页）外下方腹股沟动脉搏动处即急脉穴。

章 门

功效 温阳健脾，散寒调经，理气散结。
主治 腹痛，腹胀，泄泻，胁痛，痞块。

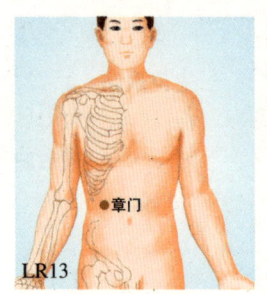

定位取法
在第11肋游离端下方。

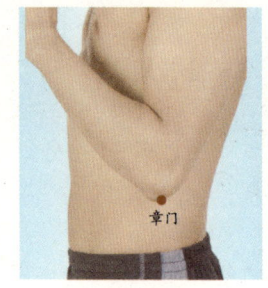

简便取法
站直，双臂自然下垂，屈肘，肘尖所指侧胸部处即章门穴。

期 门

功效 行气宽胸，理气止痛，降逆止呕，散结消痈。
主治 胸胁胀痛，腹胀，呕吐，乳痈。

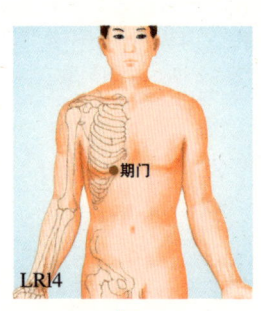

定位取法
在乳头直下，第6肋间隙，前正中线旁开4寸处。

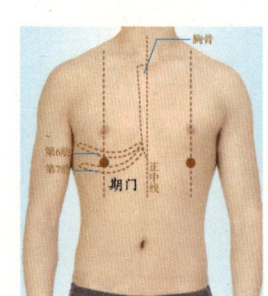

简便取法
乳头垂直向下推2个肋间隙处即期门穴。

第十四章

督脉

长强

功效 调理下焦，利尿通淋，通络安神。
主治 泄泻，便血，便秘，痔疾，脱肛，癫狂痫，腰脊和尾骶部疼痛。

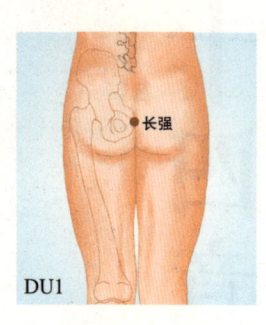

定位取法
在尾骨尖下0.5寸，约当尾骨尖端与肛门连线的中点处。

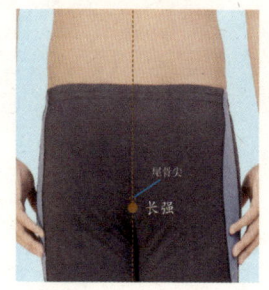

DU1

简便取法
在尾骨端下，尾骨端与肛门连线中点处即长强穴。

腰俞

功效 养血调经，散寒除湿，镇静安神，通络止痛。
主治 月经不调，痔疾，腰脊强痛，下肢痿痹，癫痫。

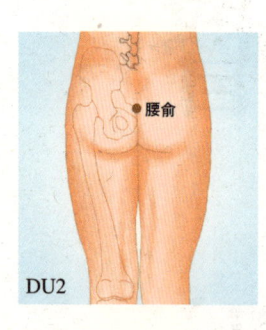

定位取法
在骶部后正中线上，当骶管裂孔处。

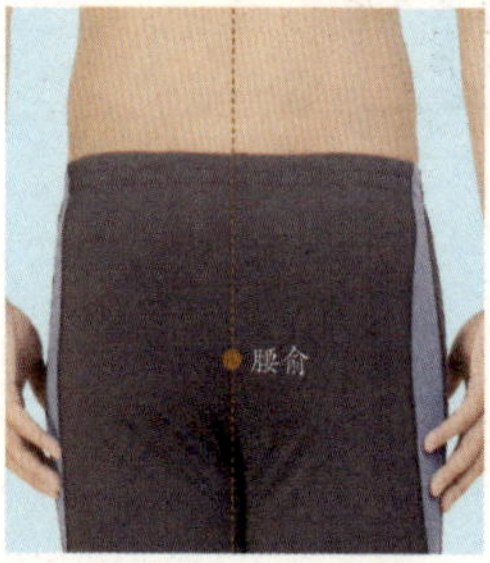

DU2

简便取法
后正中线上，顺着脊柱向下，正对骶管裂孔处即腰俞穴。

腰阳关

功效 养血调经，祛寒除湿，通络止痛，温阳补肾。
主治 坐骨神经痛，腰骶神经痛，类风湿病，小儿麻痹，盆腔炎，心肌梗死。

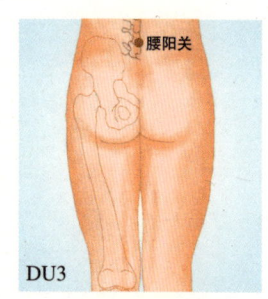

定位取法
在腰部，身体后正中线上，第4腰椎棘突下凹陷处。

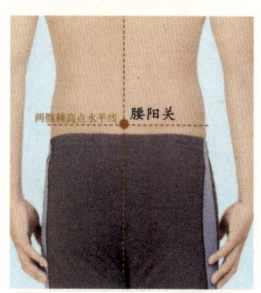

DU3

简便取法
两侧髂前上棘连线与脊柱交点处即腰阳关穴。

命 门

功效 温阳活络，补肾调经，止带止痛。
主治 腰痛，肾脏疾病，夜啼哭，精力减退，疲劳感，老人斑，青春痘。

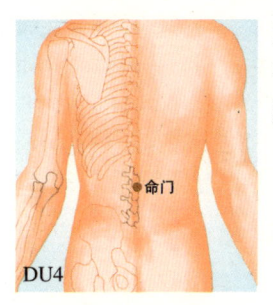

定位取法
在第2腰椎与第3腰椎棘突之间。

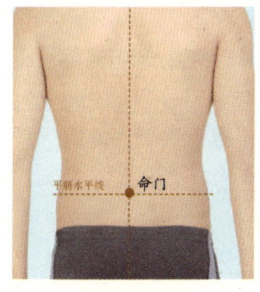

DU4

简便取法
平脐水平线与后正中线交点处即命门穴。

悬 枢

功效 柔肝缓急，健脾止泻，通络止痛。
主治 泄泻，腹痛，腰脊强痛。

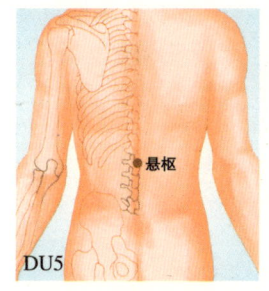

定位取法
在第1腰椎棘突下凹陷处。

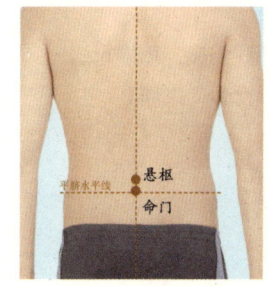

DU5

简便取法
命门穴（见本页）沿后正中线向上推1个椎体，椎体下缘凹陷处即悬枢穴。

脊 中

功效 清胆利湿，健脾提升，补肾强腰。
主治 泄泻，黄疸，痔疾，癫痫，小儿疳积，脱肛，腰脊强痛。

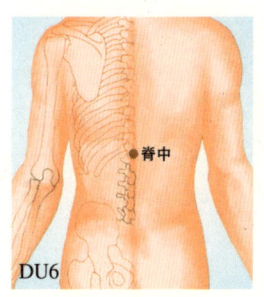

定位取法
在第11胸椎棘突下凹陷处。

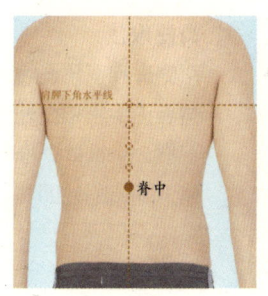

DU6

简便取法
两侧肩胛下角连线与后正中线相交处下推4个椎体，椎体下缘凹陷处即脊中穴。

147

中枢

功效 降逆止呕,利胆退黄,补肾强腰。
主治 黄疸,呕吐,腹满,腰脊强痛。

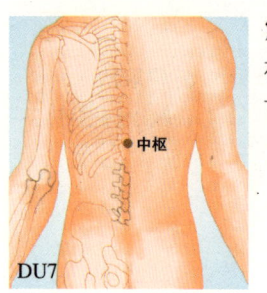

定位取法
在第10胸椎棘突下凹陷处。

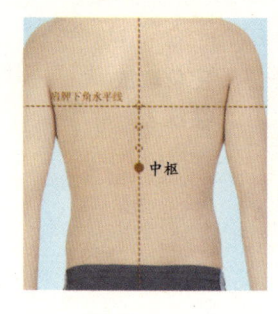

简便取法
两侧肩胛下角连线与后正中线相交处下推3个椎体,椎体下缘凹陷处即中枢穴。

筋缩

功效 安神定志,镇肝熄风,和胃止痛。
主治 癫痫,抽搐,脊强,胃痛。

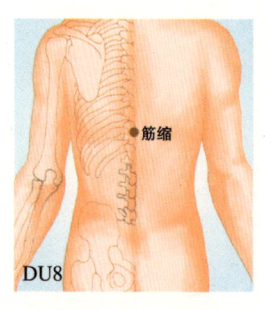

定位取法
在第9胸椎棘突下凹陷处。

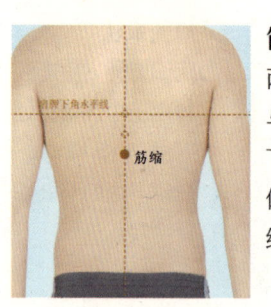

简便取法
两侧肩胛下角连线与后正中线相交处下推2个椎体,椎体下缘凹陷处即筋缩穴。

至阳

功效 宽胸利膈,止咳平喘,利胆退黄,通络止痛。
主治 胸胁胀满,咳嗽,气喘,黄疸,背痛,脊强。

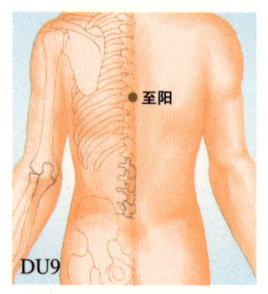

定位取法
在第7胸椎棘突下凹陷处。

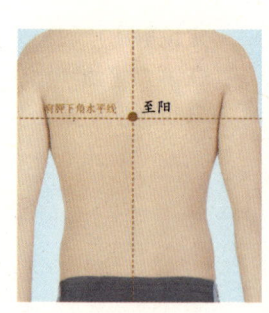

简便取法
两侧肩胛下角连线与后正中线相交处,椎体下缘凹陷处即至阳穴。

第十四章　督　脉

灵台

功效　止咳平喘，清热解毒，通络止痛。
主治　咳嗽，气喘，疔疮，脊背强痛。

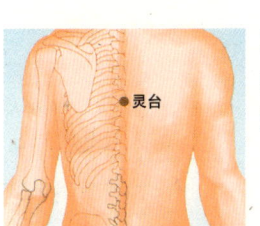

定位取法
在第6胸椎棘突下凹陷处。

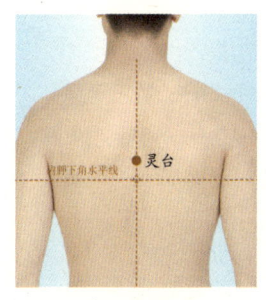

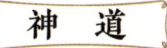

简便取法
两侧肩胛下角连线与后正中线相交处上推1个椎体，椎体下缘凹陷处即灵台穴。

神道

功效　养心安神，宽胸止咳，清热解毒。
主治　心悸，健忘，咳嗽，脊背强痛。

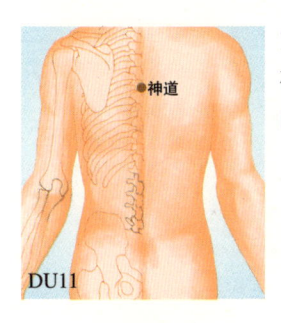

定位取法
在第5胸椎棘突下凹陷处。

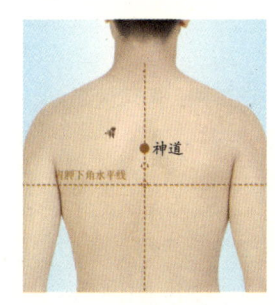

简便取法
两侧肩胛下角连线与后正中线相交处上推2个椎体，椎体下缘凹陷处即神道穴。

身柱

功效　止咳平喘，清热利肺，安神定志，通络止痛。
主治　咳嗽，气喘，身热，头痛，癫痫，脊背强痛。

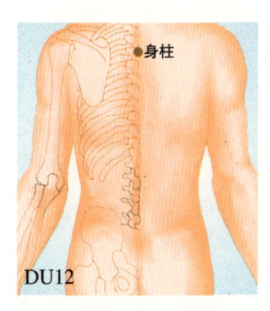

定位取法
在第3胸椎棘突下凹陷处。

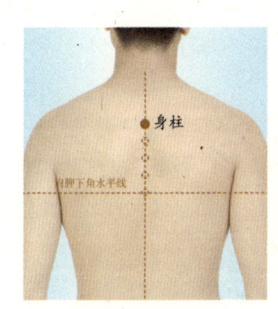

简便取法
两侧肩胛下角连线与后正中线相交处上推4个椎体，椎体下缘凹陷处即身柱穴。

陶道

功效 清热解毒，安神定志，通络止痛。
主治 头痛，疟疾，热病，脊强。

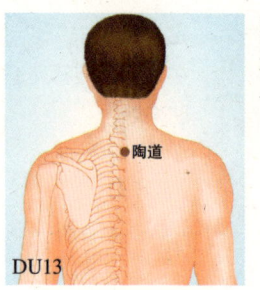

定位取法
在第1胸椎棘突下凹陷处。

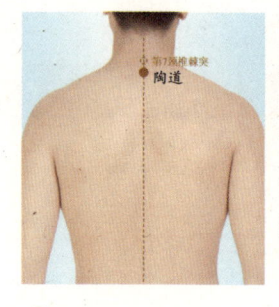

简便取法
后正中线上，颈背交界最高骨突处向下推1个椎体，椎体下缘凹陷处即陶道穴。

大椎

功效 清热泻火，止咳平喘，熄风通络。
主治 热病，疟疾，咳嗽，气喘，骨蒸盗汗，癫痫，头痛项强，肩背痛，腰脊强痛，风疹。

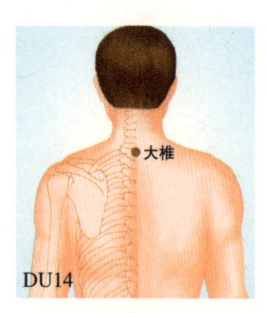

定位取法
在第7颈椎棘突下凹陷处。

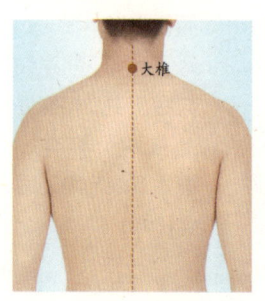

简便取法
后正中线上，颈背交界最高骨突处，下缘凹陷处即大椎穴。

哑门

功效 舒筋利舌，养心安神，熄风通络。
主治 暴喑，舌强不语，癫狂痫，头痛，项强。

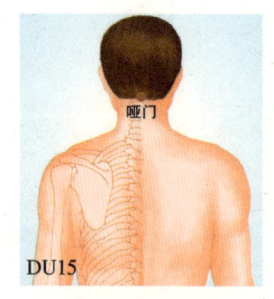

定位取法
在后发际正中直上0.5寸处。

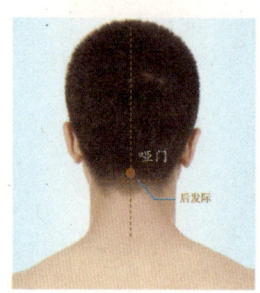

简便取法
后正中线上，入后发际上半横指距离（0.5寸）处即哑门穴。

风 府

功效 熄风通络，泻火解毒，利咽清音。
主治 头痛，项强，眩晕，咽喉肿痛，失音，癫狂，脑卒中。

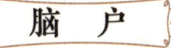

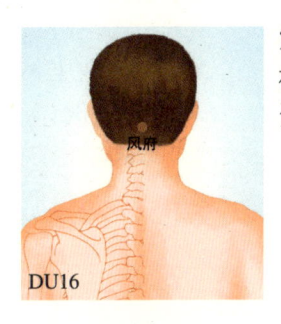

定位取法
在后发际正中直上1寸处。

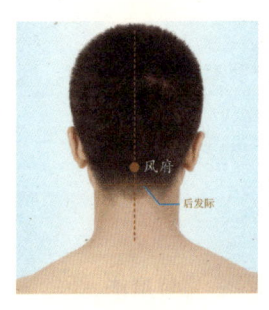

简便取法
后正中线上，入后发际上1横指距离（1寸）处即风府穴。

脑 户

功效 熄风通络，利咽清音，开窍醒神。
主治 头痛，头晕，项强，失音，癫狂。

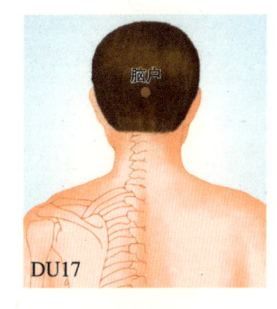

定位取法
在后发际正中直上2.5寸，风府穴上1.5寸处。

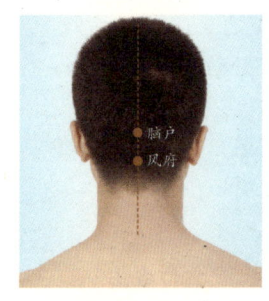

简便取法
先取风府穴（见本页），直上二指定位法的距离（1.5寸），按到一骨突上缘凹陷处即脑户穴。

强 间

功效 熄风通络，平肝潜阳，养心开窍。
主治 头痛，目眩，项强，癫痫。

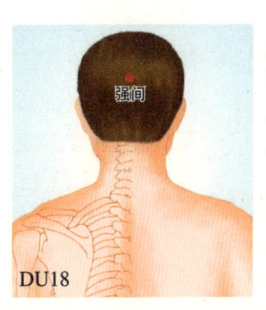

定位取法
在后发际正中直上4寸，脑户上1.5寸处。

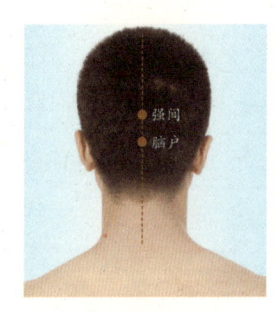

简便取法
先找到脑户穴（见本页），直上二指定位法的距离（1.5寸）处是强间穴。

后 顶

功效 熄风通络，平肝潜阳，养心开窍，柔筋止痛。
主治 头痛，眩晕，癫狂痫。

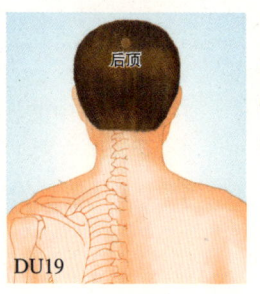

定位取法
在后发际正中直上5.5寸，脑户穴上3寸处。

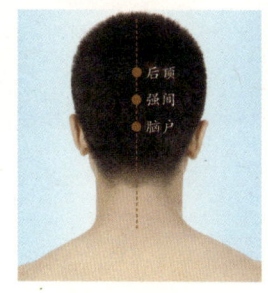

简便取法
先找到脑户穴（见151页），直上一夫的距离（3寸）处即后顶穴。

百 会

功效 熄风通络，平肝潜阳，升阳举陷，益气安神。
主治 头痛，眩晕，脑卒中，失语，癫狂，脱肛，泄泻，阴挺，健忘，不寐。

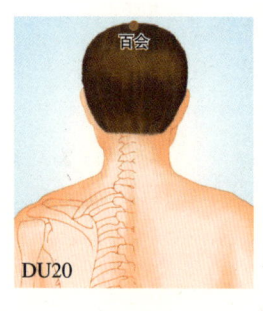

定位取法
在后发际正中直上7寸处。

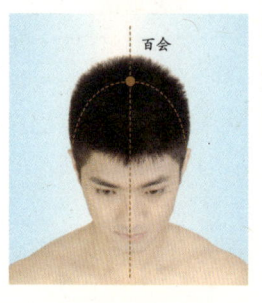

简便取法
两耳尖连线中点处即百会穴。

前 顶

功效 熄风通络，平肝潜阳，清热利窍，醒神补脑。
主治 头痛，眩晕，鼻窦炎，癫痫。

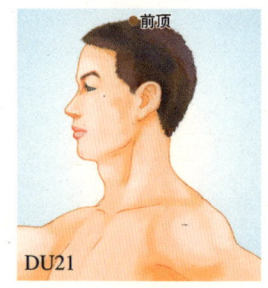

定位取法
在前发际正中直上3.5寸，或百会穴前1.5寸处。

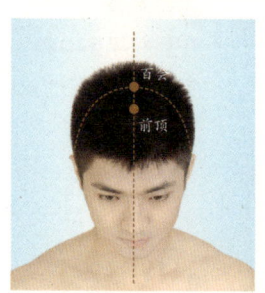

简便取法
先取百会穴（见本页），向前二指定位法的距离（1.5寸）处即前顶穴。

囟会

功效 镇肝熄风，清热利窍，醒神补脑。
主治 头痛，眩晕，鼻窦炎，癫痫。

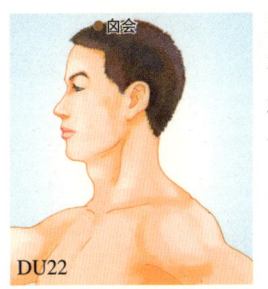

定位取法
在前发际正中直上2寸，百会穴前3寸处。

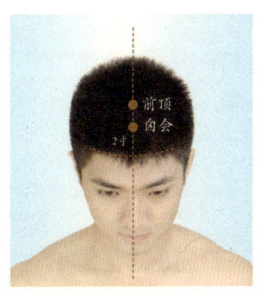

简便取法
正中线上，从前发际直上三指定位法的距离（2寸）处即囟会穴。

上星

功效 镇肝熄风，清热利窍，通络止痛。
主治 头痛，目痛，鼻窦炎，鼻出血，癫狂，疟疾，热病。

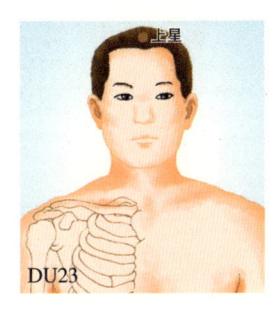

定位取法
在前发际正中直上1寸处。

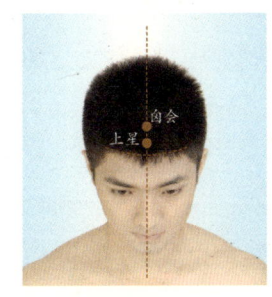

简便取法
正中线上，从前发际正中直上1横指距离（1寸）处即上星穴。

神庭

功效 清热利窍，养阴安神，通络止痛。
主治 头痛，眩晕，失眠，鼻窦炎，癫痫。

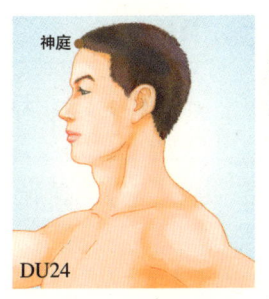

定位取法
在前发际正中直上0.5寸处。

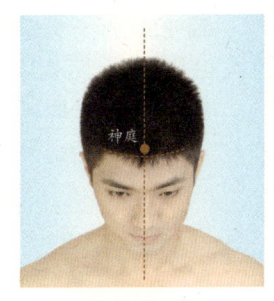

简便取法
正中线上，从前发际正中直上半横指距离（0.5寸）处即神庭穴。

素 髎

功效 清热利窍，养阴安神。
主治 鼻窦炎，鼻出血，喘息，昏迷，惊厥，新生儿窒息。

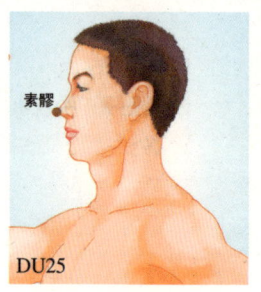

定位取法 在鼻尖正中央处。

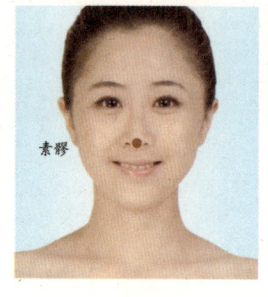

简便取法 正中线上，面部鼻尖正中央即素髎穴。

水 沟

功效 熄风通络，养阴安神，清热苏厥，补肾强腰。
主治 头痛，晕厥，癫狂痫，小儿惊风，口角歪斜，腰脊强痛。

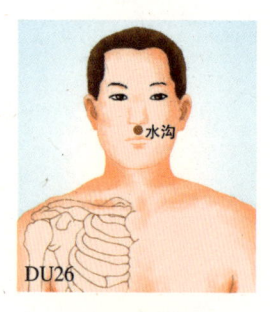

定位取法 在人中沟的上 1/3 与中 1/3 交界处。

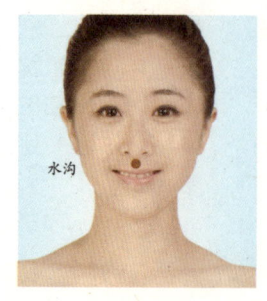

简便取法 正中线上，面部人中沟上 1/3 处即水沟穴。

兑 端

功效 熄风通络，开窍醒神，解毒消肿。
主治 癫狂，齿龈肿痛，口歪，鼻出血。

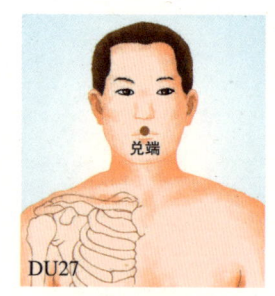

定位取法 在上唇尖端，红唇与皮肤移行处。

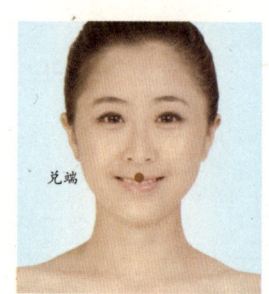

简便取法 正中线上，面部人中沟下端的皮肤与上唇的交界处即兑端穴。

龈 交

功效 清热泻火，安神醒神，通络止痛。
主治 癫狂，齿龈肿痛，口歪，口臭，鼻窦炎。

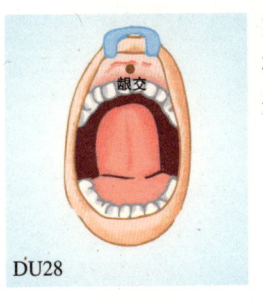

定位取法 在上唇系带与牙龈连接处。

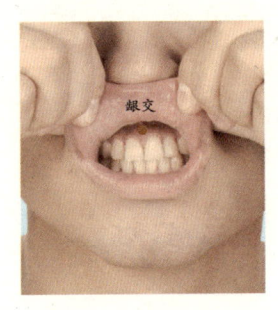

简便取法 在正中线上，唇内上唇系带与上牙龈相接处即龈交穴。

DU28

「任脉之别,名曰尾翳,下鸠尾,散于腹。实则腹皮痛,虚则痒搔。取之所别也。」——灵枢·经脉

第十五章

任脉

会 阴

功效 补肾壮阳，温经止带，安神镇惊。
主治 小便不利，阴痛，痔疾，遗精，月经不调，癫狂，昏迷，溺水窒息。

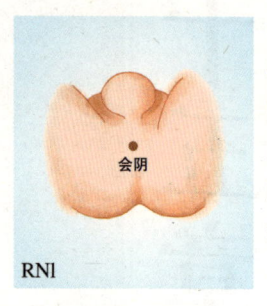

定位取法 在会阴部，男性当阴囊与肛门连线中点处，女性当大阴唇后联合与肛门连线中点处。

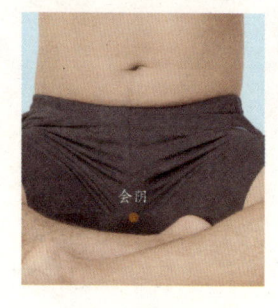

RN1

简便取法 在会阴部，取二阴连线的中点处即会阴穴。

曲 骨

功效 补肾壮阳，温经止带，通利小便。
主治 小便不利，遗尿，遗精，阳痿，痛经，月经不调，带下。

定位取法 前正中线上，脐下5寸，当耻骨联合上缘中点处。

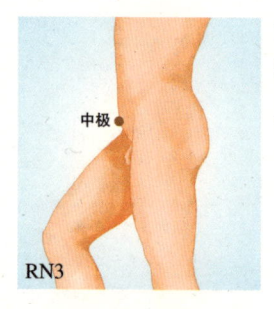

RN2

简便取法 在下腹部正中线上，脐下一夫加三指定位法的距离（5寸）处，可摸到一横行的骨缘即曲骨穴。

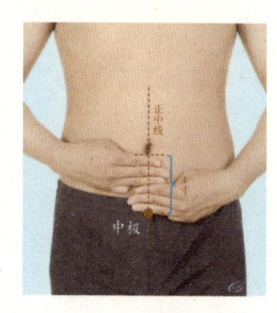

中 极

功效 温中补虚，益气固精，调经止带。
主治 小便不利，遗尿，疝气，遗精，阳痿，月经不调，崩漏，带下，阴挺，不孕。

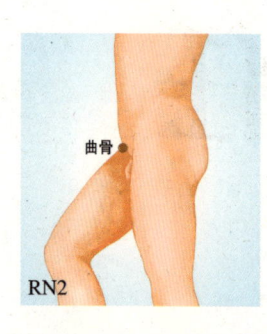

定位取法 在下腹部正中线上，当脐下4寸处。

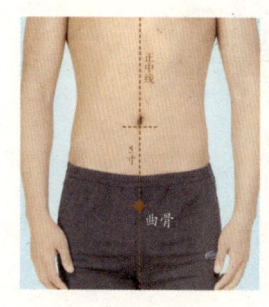

RN3

简便取法 在下腹部正中线上，脐下2个三指定位法的距离（4寸）处即中极穴。

关 元

功效 温中补虚，益气固精，补肾壮阳，调经止带。
主治 遗尿，小便频数，尿闭，泄泻，腹痛，遗精，阳痿，疝气，月经不调，带下，不孕，脑卒中，虚劳羸瘦（本穴有强壮作用，为保健要穴）。

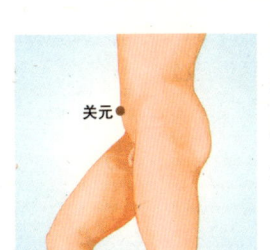

定位取法 在下腹部正中线上，当脐下3寸处。

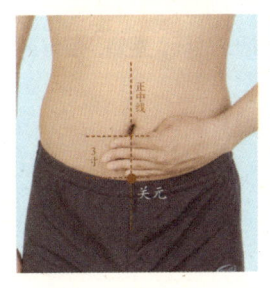

简便取法 在下腹部正中线上，脐下一夫的距离（3寸）处即关元穴。

石 门

功效 益气涩精，补肾壮阳，调经止带。
主治 腹痛，水肿，疝气，小便不利，泄泻，经闭，带下，崩漏。

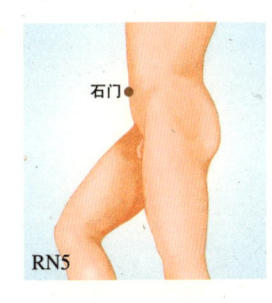

定位取法 在下腹部正中线上，当脐下2寸处。

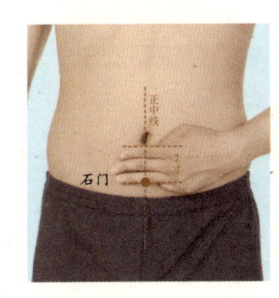

简便取法 在下腹部正中线上，脐下三指定位法的距离（2寸）处即石门穴。

气 海

功效 补中益气，涩精止遗，调经止带，补肾壮阳。
主治 腹痛，泄泻，便秘，遗尿，疝气，遗精，阳痿，月经不调，经闭，崩漏，虚脱，形体羸瘦。

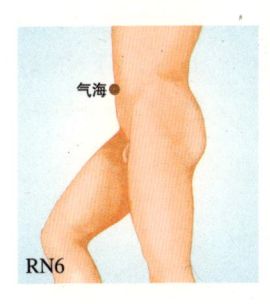

定位取法 在下腹部正中线上，当脐下1.5寸处。

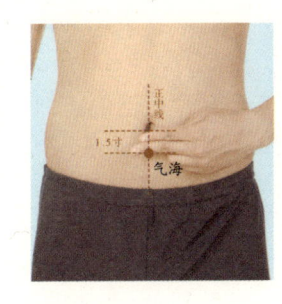

简便取法 在下腹部正中线上，脐下二指定位法的距离（1.5寸）处即气海穴。

阴交

功效 散寒调经，温中止带，温肾壮阳。
主治 腹痛，疝气，水肿，月经不调，带下。

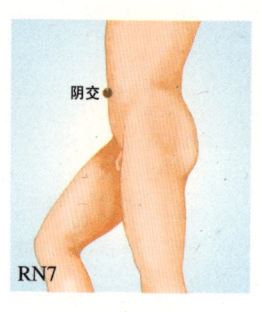

定位取法
在下腹部正中线上，当脐下1寸处。

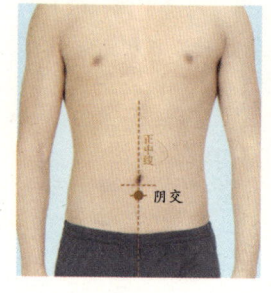

简便取法
在下腹部正中线上，脐下1横指距离（1寸）处即阴交穴。

神阙

功效 温中补虚，益气固精，通络止痛。
主治 腹痛，泄泻，脱肛，水肿，虚脱。

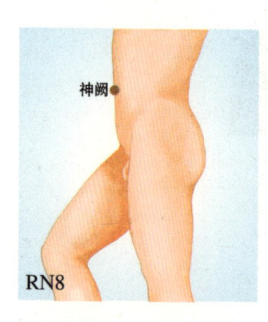

定位取法
在肚脐中央。

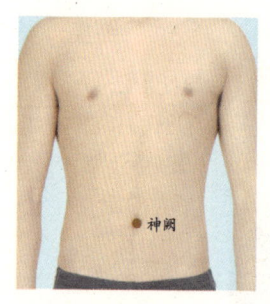

简便取法
肚脐中央即神阙穴。

水分

功效 理气止痛，温阳利水，降逆止呕。
主治 水肿，小便不通，泄泻，腹痛，反胃，吐食。

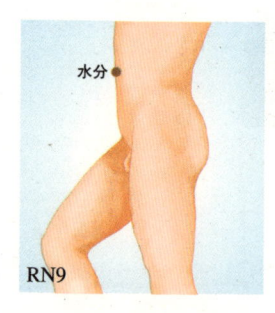

定位取法
在腹部正中线上，当脐上1寸处。

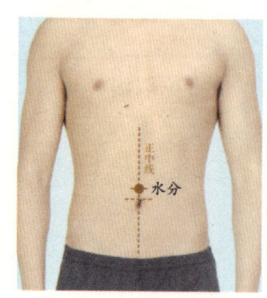

简便取法
在下腹部正中线上，脐上1横指距离（1寸）即水分穴。

下 脘

功效 理气健脾，和胃消食，降逆止呕。
主治 腹痛，腹胀，泄泻，呕吐，食谷不化，痞块。

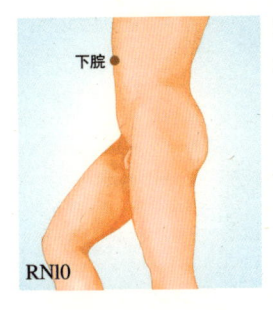

定位取法 在上腹部正中线上，当脐上2寸处。

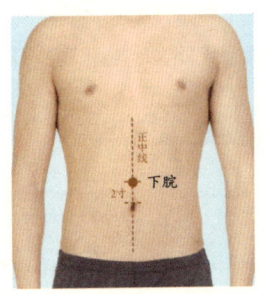

简便取法 在腹部正中线上，脐上三指定位法的距离（2寸）处即下脘穴。

建 里

功效 健脾渗湿，和胃消食，温阳醒神。
主治 胃痛，呕吐，食欲缺乏，腹胀，水肿。

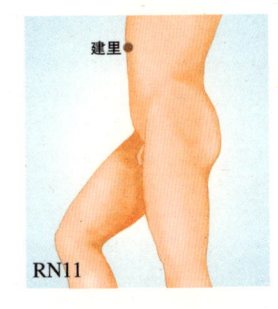

定位取法 在上腹部正中线上，当脐上3寸处。

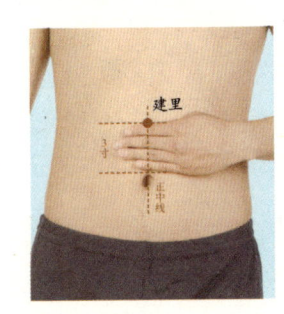

简便取法 在腹部正中线上，脐上一夫的距离（3寸）处即建里穴。

中 脘

功效 健脾和胃，降逆止呕，渗湿止泻，安神利胆。
主治 胃痛，呕吐，吞酸，呃逆，腹胀，泄泻，黄疸，癫狂。

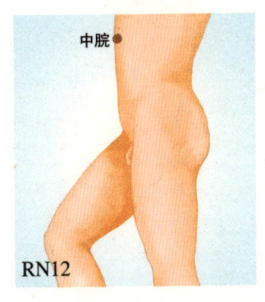

定位取法 在上腹部正中线上，当脐上4寸处。

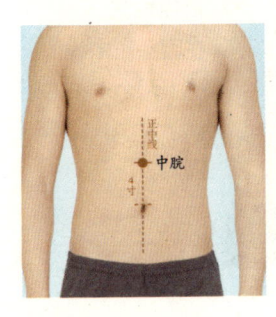

简便取法 在腹部正中线上，脐上一夫加1横指的距离（4寸）处即中脘穴。

上 脘

功效 降逆止呕，和胃缓急，安神定志。
主治 胃痛，呕吐，呃逆，腹胀，癫痫。

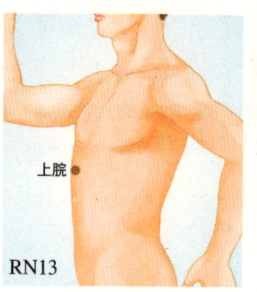

定位取法
在上腹部前正中线上，当脐中上5寸处。

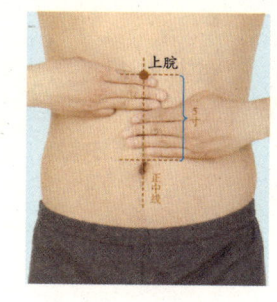

简便取法
在腹部正中线上，脐上一夫加三指定位法的距离（5寸）处即上脘穴。

巨 阙

功效 养心通脉，定惊止悸，开窍醒神，理气止呕。
主治 胸痛，心痛，心悸，呕吐，癫狂痫。

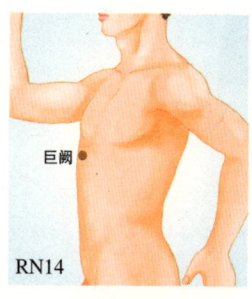

定位取法
在上腹部前正中线上，当脐中上6寸处。

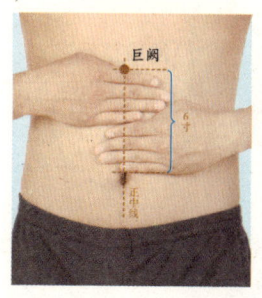

简便取法
在腹部正中线上，脐上两个一夫的距离（6寸）处即巨阙穴。

鸠 尾

功效 宽胸理气，通络止痛，定喘止呕，开窍醒神。
主治 呃逆，腹胀，胸痛，癫狂痫。

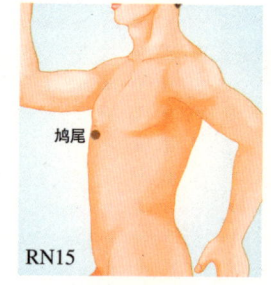

定位取法
在上腹部前正中线上，当胸剑结合部下1寸处。

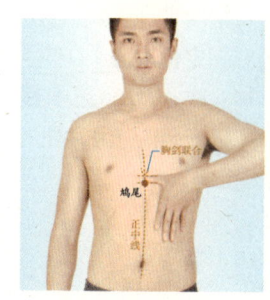

简便取法
胸剑联合部沿前正中线直下1横指距离（1寸）处即鸠尾穴。

中 庭

功效 宽胸理气，通络止痛，降逆止呕。
主治 胸胁胀满，心痛，呕吐，小儿吐乳。

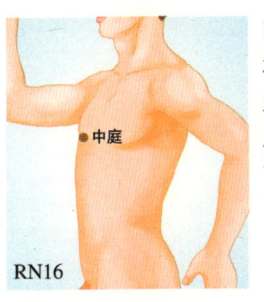

定位取法 在胸部正中线上，平第5肋间，即胸剑联合的中点处。

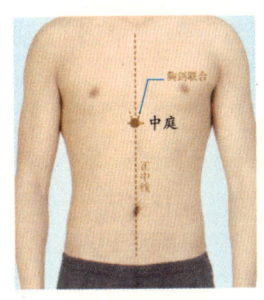

简便取法 胸部前正中线上胸剑联合部的凹陷处即中庭穴。

膻 中

功效 止咳化痰，理气平喘，养心通脉，降逆止呕。
主治 咳嗽，气喘，胸痛，心悸，乳少，呕吐，噎膈。

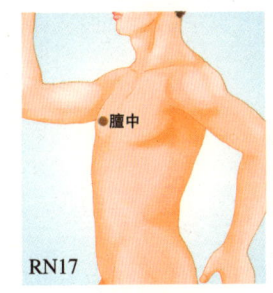

定位取法 在胸部正中线上，平第4肋间处。

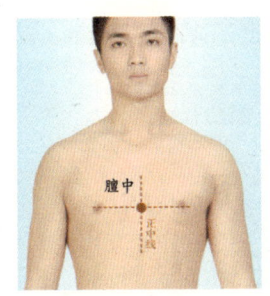

简便取法 平第4肋间，前正中线上两乳头中点即膻中穴。

玉 堂

功效 止咳化痰，理气平喘，养心通脉，降逆止呕。
主治 咳嗽，气喘，胸痛，呕吐。

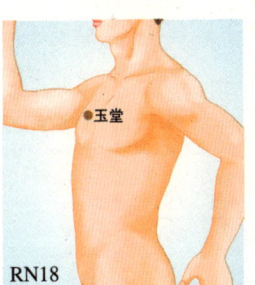

定位取法 在胸部正中线上，平第3肋间处。

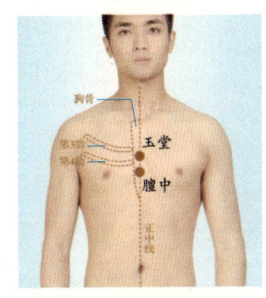

简便取法 先取膻中穴（见本页），沿前正中线向上推上1个肋间隙处即玉堂穴。

紫宫

功效 止咳平喘，宽胸止痛，安神定志。
主治 咳嗽，气喘，胸痛。

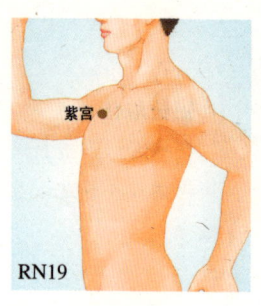

定位取法
在胸部正中线上，平第2肋间处。

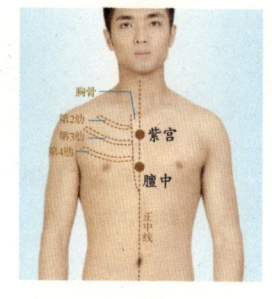

简便取法
先取膻中穴（见163页），沿前正中线向上推上2个肋间隙处即紫宫穴。

华盖

功效 止咳化痰，理气平喘，通络止痛，安神定志。
主治 咳嗽，气喘，胸胁胀痛。

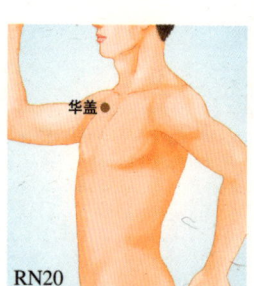

定位取法
在胸部正中线上，平第1肋间处。

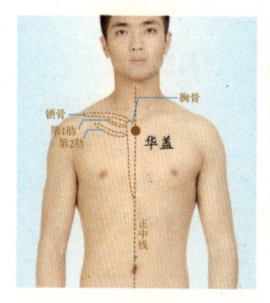

简便取法
锁骨往下，前正中线上平第1肋间隙即华盖穴。

璇玑

功效 止咳化痰，理气平喘，通络止痛，清热利咽。
主治 咳嗽，气喘，胸痛，咽喉肿痛。

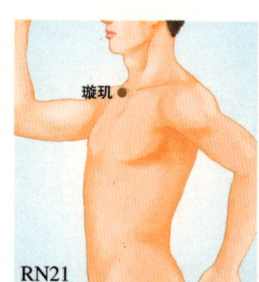

定位取法
在胸部正中线上，当天突穴下1寸处。

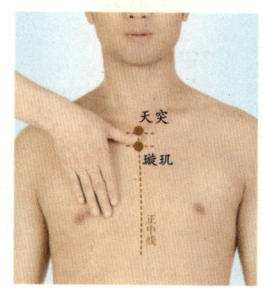

简便取法
先取天突穴（见165页）沿前正中线向下1横指距离（1寸）处即璇玑穴。

第十五章 任 脉

天突

功效 止咳化痰，理气平喘，清热利咽，降逆解郁。
主治 咳嗽，气喘，胸痛，咽喉肿痛，暴喑，瘿气，梅核气，噎膈。

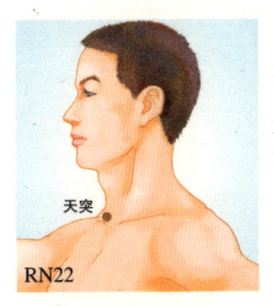

定位取法 在颈部前正中线上，当胸骨上窝中央。

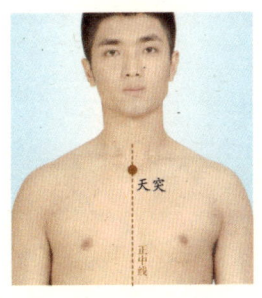

RN22

简便取法 前正中线上胸骨上窝中央处即天突穴。

廉泉

功效 通调舌络，清利咽喉。
主治 舌下肿痛，舌纵流涎，舌强不语，暴喑，喉痹，吞咽困难。

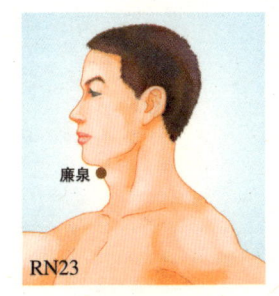

定位取法 在颈前正中线上，当舌骨体上缘中点处。

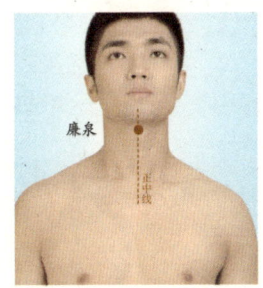

RN23

简便取法 仰头，前正中线上，喉上方可触及一软骨，上缘中点处即廉泉穴。

承浆

功效 祛风通络，清热泻火。
主治 口歪，齿龈肿痛，流涎，暴喑，癫狂。

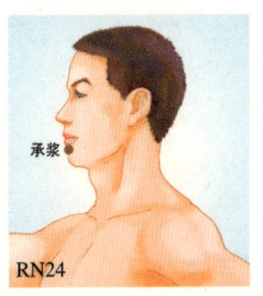

定位取法 在面部，当颏唇沟的正中凹陷处。

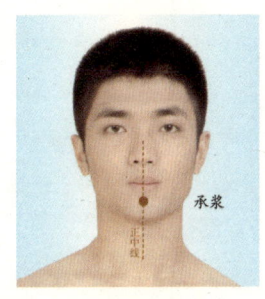

RN24

简便取法 颏唇沟的正中有一凹陷处即承浆穴。

165

「彻衣者，尽刺诸阳之奇腧也。」——灵枢·刺节真邪

第十六章 经外奇穴

头面部奇穴

四神聪

功效 祛风通络，补脑安神，明目醒神。
主治 头痛，眩晕，失眠，健忘，癫狂，痫证，偏瘫，脑积水，大脑发育不全。

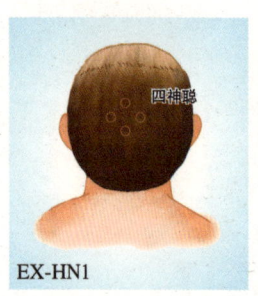

定位取法 在头顶部，当百会前后左右各1寸，共4穴。

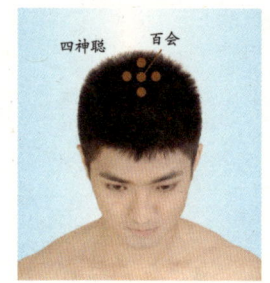

EX-HN1

简便取法 先取百会穴（见152页），垂直与水平方向各1横指距离（1寸）处共4穴即四神聪。

当阳

功效 清热疏风，通络止痛，清利头目，补脑安神。
主治 目疾肿痛，前头痛。

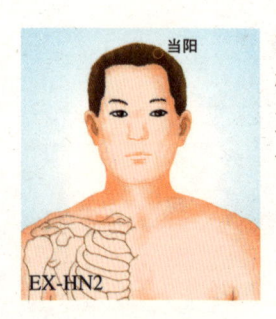

定位取法 在头顶部，当瞳孔直上，前发际上1寸。

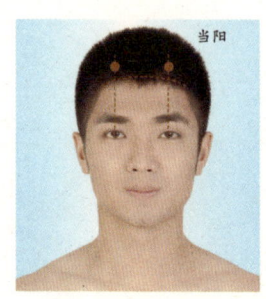

EX-HN2

简便取法 目视前方，瞳孔直上，入发际直上1横指距离（1寸）处即当阳穴。

印 堂

功效 祛风通络，清热解毒，消肿止痛。
主治 头痛，头晕，鼻窦炎，鼻出血，目赤肿痛，呕吐，子痫，惊风，失眠，颜面疔疮，三叉神经痛。

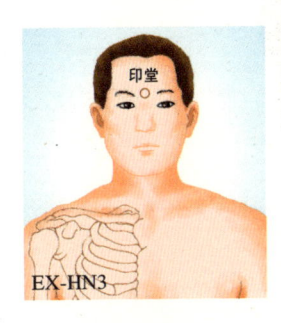

定位取法
在额部，当两眉头之中间。

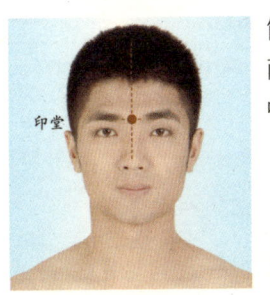

EX-HN3

简便取法
两眉毛内侧端连线中点处即印堂穴。

鱼 腰

功效 清热解毒，消肿止痛，疏经通络。
主治 目赤肿痛，目翳，眼睑瞤动，眼睑下垂，眶上神经痛。

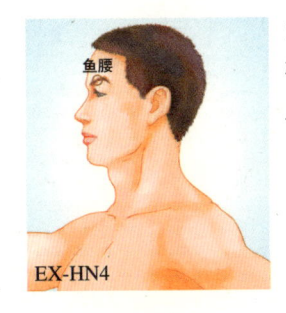

定位取法
在额部，瞳孔直上，眉毛正中。

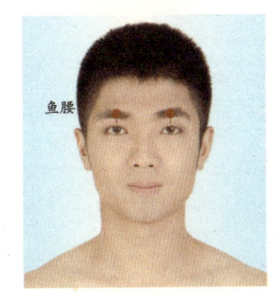

EX-HN4

简便取法
目视前方，瞳孔直上眉毛正中即鱼腰穴。

太 阳

功效 清热解毒，清利头目，补脑安神，通络止痛。
主治 偏正头痛，目赤肿痛，目眩，目涩，牙痛，三叉神经痛。

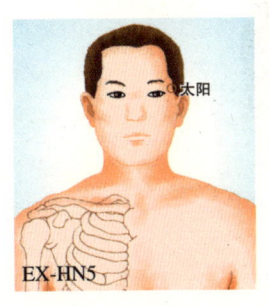

定位取法
在颞部，当眉梢与目外眦之间，向后约1横指的凹陷处。

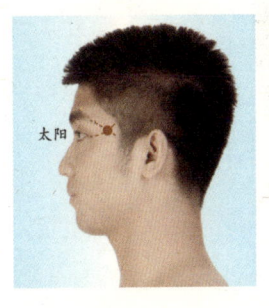

EX-HN5

简便取法
眉梢与目外眦连线约向后1横指距离（1寸）处即太阳穴。

耳 尖

功效 清热解毒，祛风通络，解痉止痛。
主治 目赤肿痛，目翳，偏正头痛，喉痹。

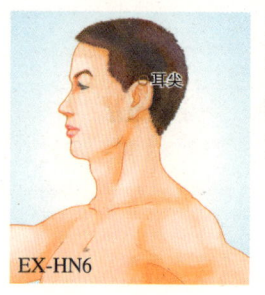

定位取法
在耳郭的上方，当折耳向前，耳郭上方的尖端处。

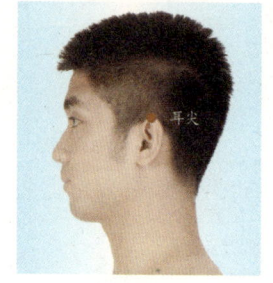

EX-HN6

简便取法
耳郭尖端处即耳尖穴。

球 后

功效 明目退翳。
主治 目疾，视神经炎，视神经萎缩，视网膜色素变性，青光眼，早期白内障，近视。

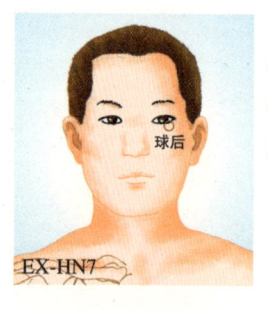

定位取法
在面部，当眶下缘外1/4与内3/4交界处。

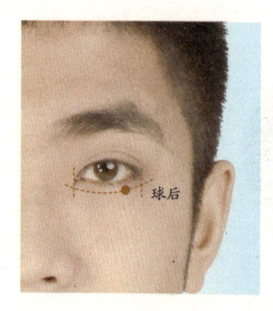

EX-HN7

简便取法
眼眶下缘分成4等份，外1/4的点位处即球后穴。

上迎香

功效 祛风通络，清热泻火，通窍止痛。
主治 头痛，鼻塞，鼻中息肉，目赤肿痛，迎风流泪。

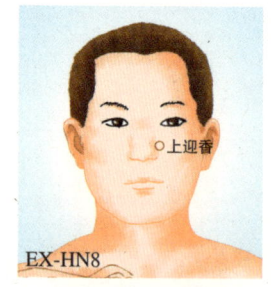

定位取法
在面部，当鼻翼软骨与鼻甲的交界处，近鼻唇沟上端处。

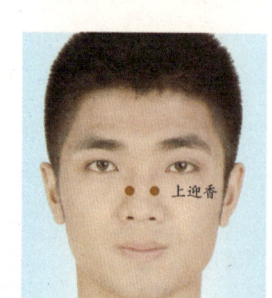

EX-HN8

简便取法
沿鼻侧鼻唇沟向上推，上端尽头凹陷处即上迎香穴。

内迎香

功效 清热泻火，通窍止痛。
主治 目赤肿痛，鼻疾，喉痹，热病，中暑，眩晕。

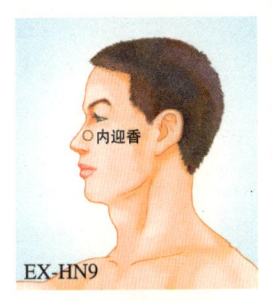

定位取法 在鼻孔，当鼻翼软骨与鼻甲交界的黏膜处。

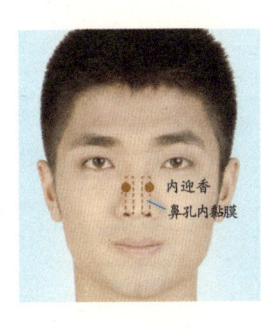

EX-HN9

简便取法 鼻孔内，与上迎香穴相对处的黏膜上即内迎香穴。

聚泉

功效 清热疏风，舒筋利舌，生津止渴。
主治 舌强，舌缓，消渴，哮喘，咳嗽，味觉减退。

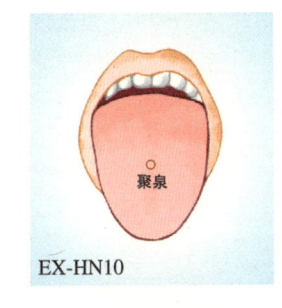

定位取法 在口腔内，当舌背正中缝的中点处。

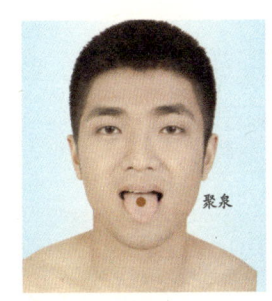

EX-HN10

简便取法 张口伸舌，在舌正中缝的中点处即聚泉穴。

海泉

功效 清热疏风，舒筋利舌，生津止渴。
主治 舌疾，口腔炎，喉痹。

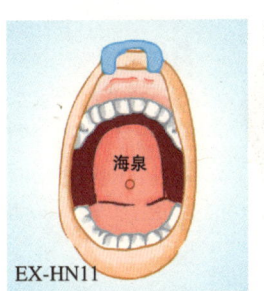

定位取法 在口腔内，当舌下系带中点处。

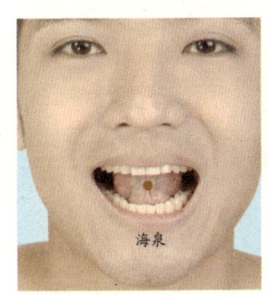

EX-HN11

简便取法 张口，舌转卷向后方，舌下系带中点处即海泉穴。

金津

功效 舒筋利舌，清热疏风，祛邪开窍，生津止渴。
主治 舌强，舌肿，口疮，消渴，喉痹。

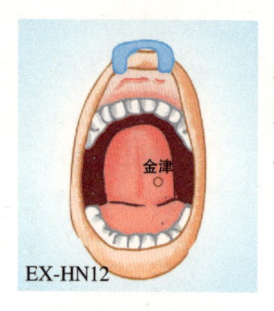

定位取法 在口腔内，当舌下系带左侧的静脉上。

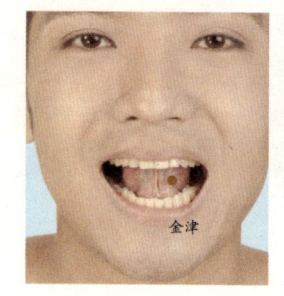

EX-HN12

简便取法 张口，舌转卷向后方，舌下系带左侧的静脉上即金津穴。

玉液

功效 舒筋利舌，清热疏风，祛邪开窍，生津止渴。
主治 舌强，口疮，喉痹，失语。

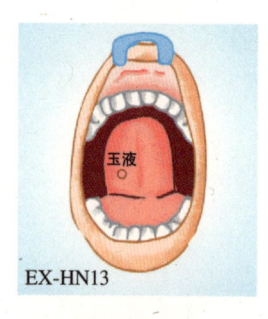

定位取法 在口腔内，当舌下系带右侧的静脉上。

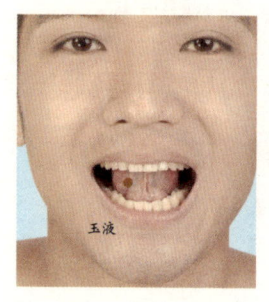

EX-HN13

简便取法 张口，舌转卷向后方，舌下系带右侧的静脉上即玉液穴。

翳明

功效 祛风通络，开窍醒神，明目退翳。
主治 目疾，近视，远视，雀目，青盲，早期白内障，头痛，眩晕，耳鸣，失眠，精神疾病。

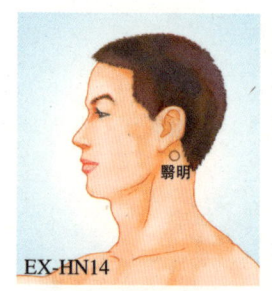

定位取法 在项部，当翳风穴后1寸。

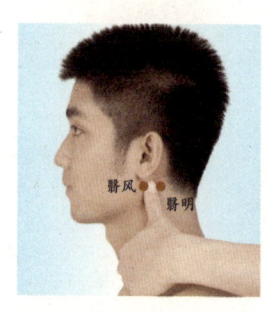

EX-HN14

简便取法 将耳垂向后按，水平正对耳垂边缘凹陷处，向后1横指距离（1寸）处即翳明穴。

颈百劳

功效 滋阴补肺，祛风通络，舒筋活络。
主治 骨蒸潮热，盗汗自汗，瘰疬，咳嗽，气喘，颈项强痛。

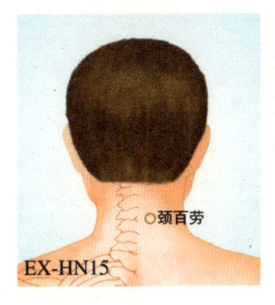

定位取法 在项部，当大椎穴直上2寸，后正中线旁开1寸。

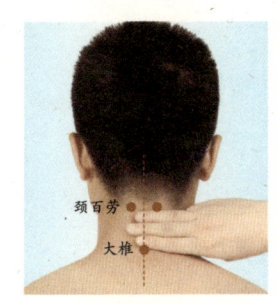

简便取法 颈背交界最高骨突处，直上三指定位法的距离（2寸），再旁开1横指距离（1寸）处即颈百劳穴。

EX-HN15

胸腹部奇穴

子宫

功效 理气调经，升阳举陷。
主治 阴挺，月经不调，痛经，崩漏，不孕，疝气，腰痛。

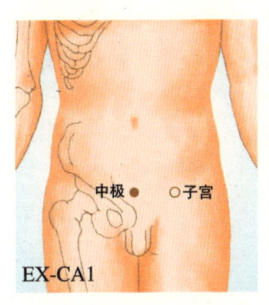

定位取法 在下腹部，当脐中下4寸，中极穴旁开3寸。

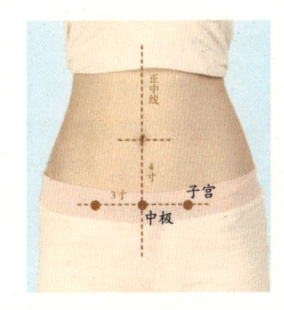

简便取法 先取中极穴（见158页），旁开一夫的距离（3寸）即子宫穴。

EX-CA1

背部奇穴

定喘

功效 止咳定喘，镇肝熄风，舒筋活络。
主治 哮喘，咳嗽，落枕，肩背痛，上肢疼痛不举，荨麻疹。

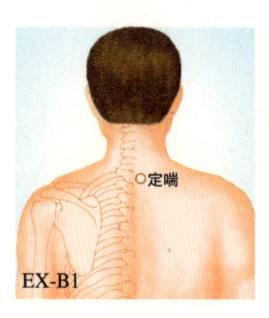

定位取法
在背部，当第7颈椎棘突下，旁开0.5寸。

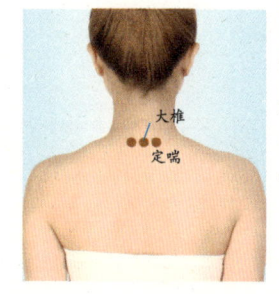

EX-B1

简便取法
颈背交界最高骨突处椎体下缘旁开半横指距离（0.5寸）处即定喘穴。

夹脊

功效 调理脏腑，熄风通络，舒筋活络。
主治 上部的穴位治疗心肺、上肢疾病；中部的穴位治疗胃肠疾病；腰部的穴位治疗腰、腹及下肢疾病。

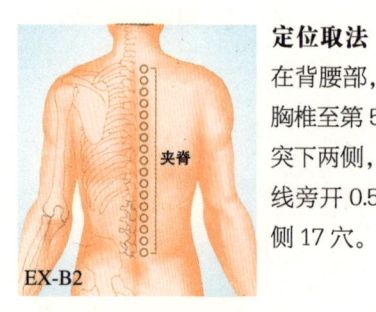

定位取法
在背腰部，当第1胸椎至第5腰椎棘突下两侧，后正中线旁开0.5寸，一侧17穴。

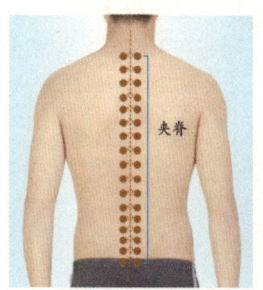

EX-B2

简便取法
颈背交界最高骨突处椎体，向下推共有17个椎体，均旁开半横指距离（0.5寸）处即夹脊穴。

第十六章 经外奇穴

胃脘下俞

功效 养阴生津，健脾和胃，熄风止痉。
主治 胃痛，胰腺炎，胸胁痛，消渴，咳嗽，咽干。

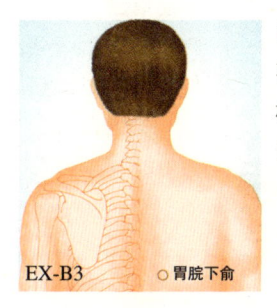

定位取法 在背部，当第8胸椎棘突下，旁开1.5寸。

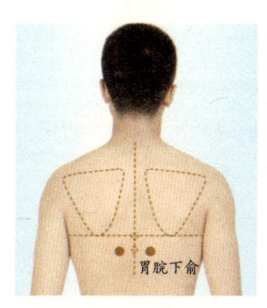

简便取法 两侧肩胛下角水平连线与后正中线相交处向下推1个椎体，椎体下缘旁开二指定位法的距离（1.5寸）处即胃脘下俞穴。

痞根

功效 理气消痞，健脾和胃，柔肝止痛。
主治 痞块，肝脾肿大，疝痛，腰痛，翻胃。

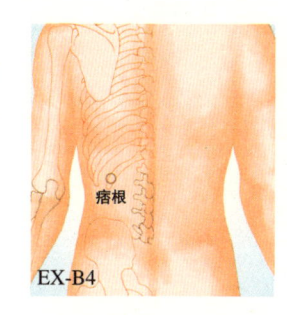

定位取法 在腰部，当第1腰椎棘突下，旁开3.5寸。

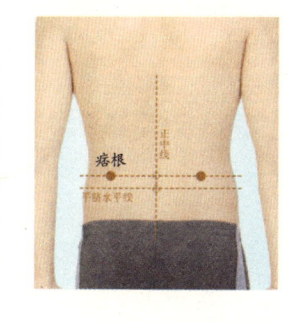

简便取法 平脐水平线与后正中线交点向上推1个椎体，在其棘突下，旁开一夫加半横指的距离（3.5寸）处即痞根穴。

下极俞

功效 补肾强腰，安神利尿，健脾调中。
主治 腰痛，下肢痛，腹痛，腹泻，小便不利，遗尿。

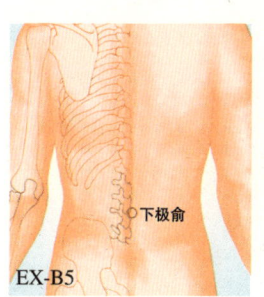

定位取法 在腰部，第3椎腰棘突下，当后正中线上。

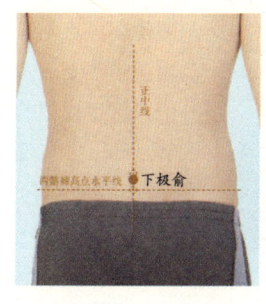

简便取法 两髂棘高点水平线与后正中线交点向上推1个椎体，椎体下缘处即下极俞穴。

腰 宜

功效 补肾强腰,安神利尿,健脾调中。
主治 腰挫伤、腰腿痛、泌尿生殖系统疾患。

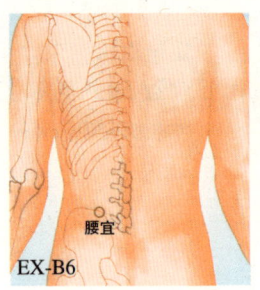

定位取法 在腰部,当第4腰椎棘突下,旁开3寸。

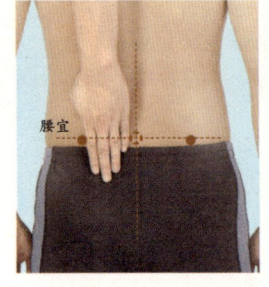

简便取法 两髂棘高点水平线与后正中线交点旁开一夫的距离(3寸)处即腰宜穴。

腰 眼

功效 补肾强腰,调经止带,养阴生津。
主治 腰痛,尿频,消渴,虚劳,羸瘦,妇科疾患。

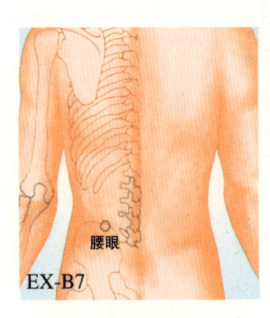

定位取法 在腰部,当第4腰椎棘突下旁开约3.5寸凹陷处。

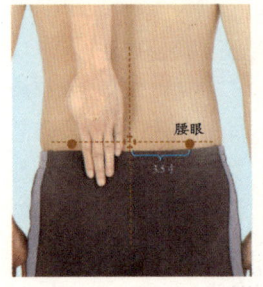

简便取法 两髂棘高点水平线与后正中线交点旁开一夫加半横指的距离(3.5寸)处即腰眼穴。

十七椎

功效 补肾强腰,温阳固涩,温经止血。
主治 腰骶痛,腿痛,痛经,崩漏,遗尿。

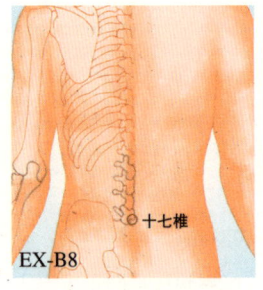

定位取法 在腰部,当后正中线上,第5腰椎棘突下。

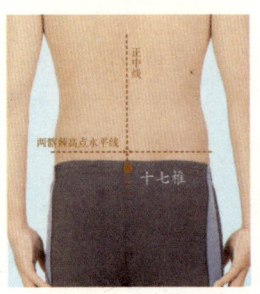

简便取法 两髂棘高点水平线与后正中线交点向下推1个椎体,其棘突下即十七椎穴。

腰 奇

功效 补肾强腰，养阴安神，温阳通便。
主治 癫痫，头痛，失眠，便秘。

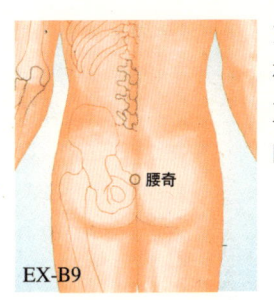

定位取法 在骶部，当尾骨端直上2寸，骶角之间凹陷处。

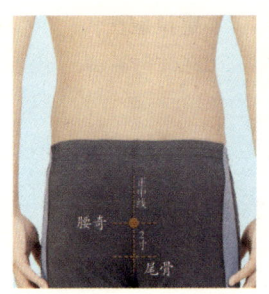

EX-B9

简便取法 尾骨端直上三指定位法的距离（2寸）处即腰奇穴。

上肢奇穴

肘 尖

功效 解毒散结，通络止痛。
主治 瘰疬，痈疽，疔疮，肠痈，霍乱。

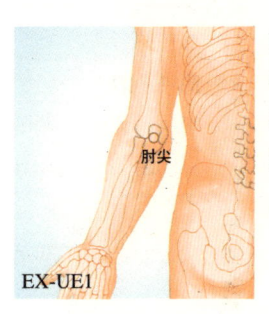

定位取法 在肘后部，屈肘，当尺骨鹰嘴的尖端。

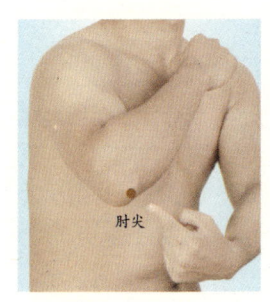

EX-UE1

简便取法 屈肘，尺骨鹰嘴的尖端处即肘尖穴。

二白

功效 升阳举陷，活血消痔，通络止痛。
主治 痔疮，脱肛，前臂痛，胸胁痛。

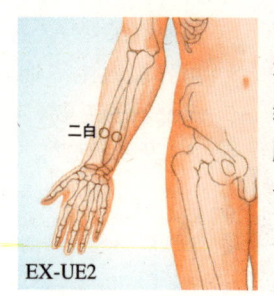

定位取法
在前臂掌侧，腕横纹上4寸，桡侧腕屈肌腱的两侧，一侧2穴。

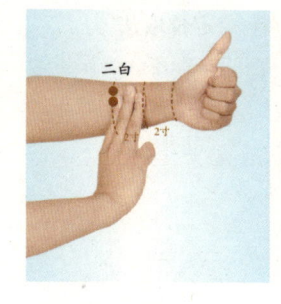

EX-UE2

简便取法
四指握拳，拇指侧有一筋凸出，腕横纹直上2个三指定位法的距离（4寸）与此筋内外缘两个交点即二白穴。

中泉

功效 疏肝理气，止咳平喘，和胃宽中，通络止痛。
主治 胸胁胀满，咳嗽气喘，胃脘疼痛，心痛，唾血，目翳，掌中热，腹胀腹痛。

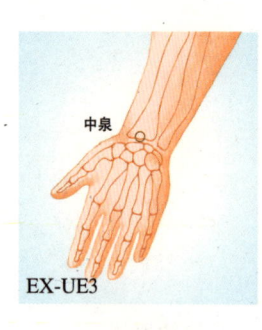

定位取法
在腕背侧横纹中，当指总伸肌腱桡侧的凹陷处。

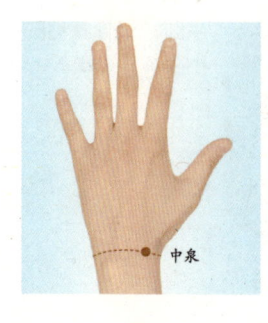

EX-UE3

简便取法
腕背部，手用力撑开，当阳溪穴（见033页）与阳池穴（见115页）之间即中泉穴。

中魁

功效 和胃消食，降逆止呕，疏风通络。
主治 噎膈，翻胃，呕吐，呃逆，牙痛，鼻出血，白癜风。

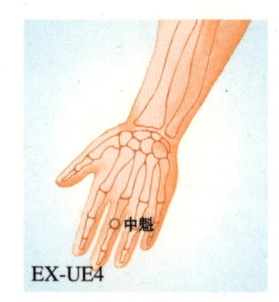

定位取法
在中指背侧近侧指间关节的中点处。

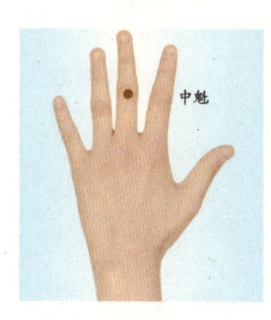

EX-UE4

简便取法
中指背侧近心端的指间关节中点处即中魁穴。

大骨空

功效 明目退翳。
主治 目痛，目翳，内障。

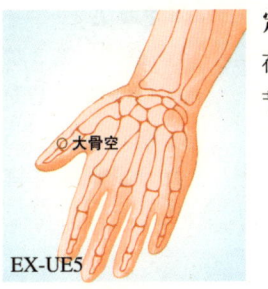

定位取法 在拇指背侧指间关节的中点处。

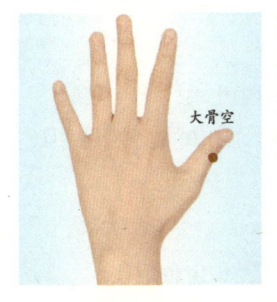

EX-UE5

简便取法 拇指指关节背侧横纹中点处即大骨空穴。

小骨空

功效 清热明目，通络止痛。
主治 目赤肿痛，目翳，咽喉痛，指关节痛。

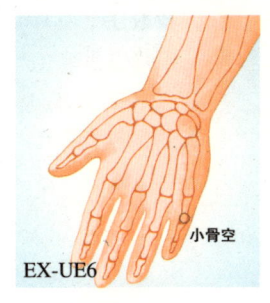

定位取法 在小指背侧近侧指间关节的中点处。

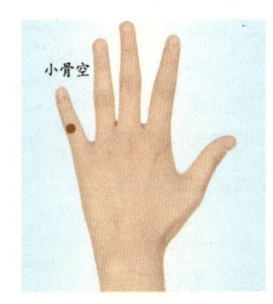

EX-UE6

简便取法 小指背侧近心端指间关节横纹中点处即小骨空穴。

腰痛点

功效 舒筋活络，熄风止痉，消肿止痛。
主治 急性腰扭伤，头痛，痰壅气促，小儿惊风，手背红肿疼痛。

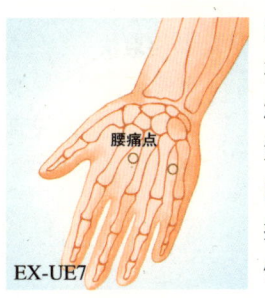

定位取法 在手背侧，当第2、第3掌骨及第4、第5掌骨之间，当腕横纹与掌指关节交点处，一侧2穴。

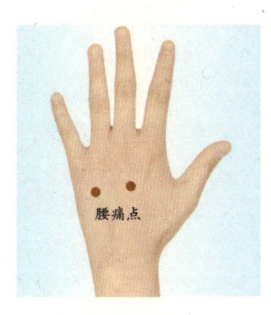

EX-UE7

简便取法 手背第2、第3掌骨间，第4、第5掌骨间，当掌背中点处即腰痛点穴。

外劳宫

功效 舒筋活络，活血化瘀，祛风止痛。
主治 手背红肿，手指麻木，落枕，五指不能屈伸，小儿消化不良，脐风，颈椎综合征。

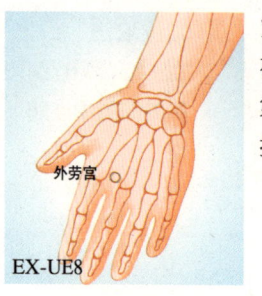

定位取法 在手背侧，第2、第3掌骨之间，掌指关节后0.5寸。

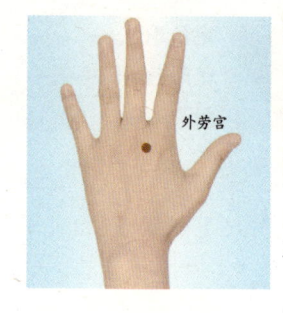

EX-UE8

简便取法 手背第2、第3掌骨间从掌指关节向后半横指距离（0.5寸）处即外劳宫穴。

八 邪

功效 清热祛风，通络止痛，解毒消肿。
主治 手背肿痛，手指麻木，头项强痛，咽痛，齿痛，目痛，烦热，毒蛇咬伤。

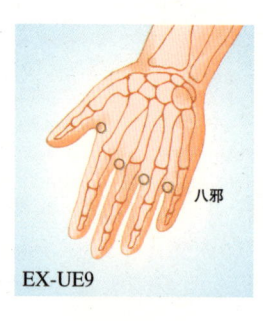

定位取法 在手背侧，微握拳，第1至第5指间，指蹼缘后方赤白肉际处，左右共8穴。

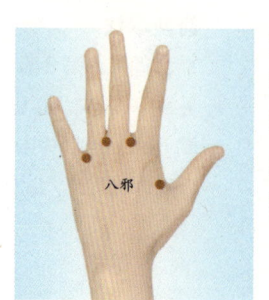

EX-UE9

简便取法 手背侧，第1至第5指指间根部，皮肤颜色深浅交界处即八邪穴。

四 缝

功效 消食化积，驱虫止泻，止咳祛痰。
主治 疳积，百日咳，肠虫症，小儿腹泻，咳嗽气喘。

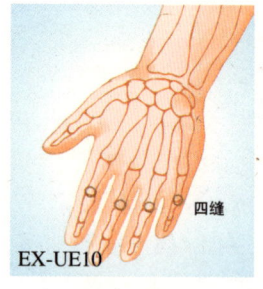

定位取法 在第2至第5指掌面侧，近端指关节的中点，一侧4穴。

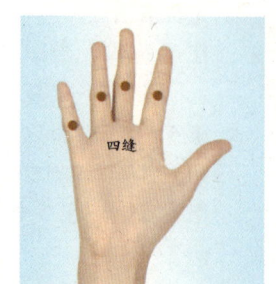

EX-UE10

简便取法 手掌侧，第2至第5指近端指间关节中点即四缝穴。

十宣

功效 清热祛暑，清心开窍，舒筋活络。
主治 昏迷，晕厥，中暑，热病，小儿惊厥，咽喉肿痛，指端麻木。

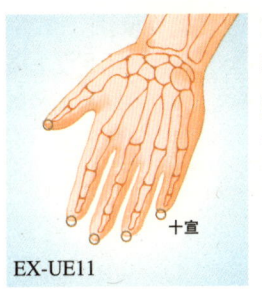

定位取法
在手十指尖端，距指甲游离缘0.1寸，左右共10穴。

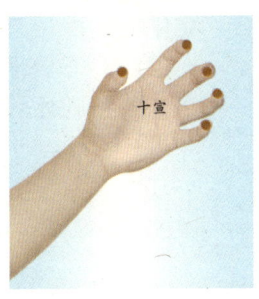

EX-UE11

简便取法
手十指尖端，指甲游离缘尖端处即十宣穴。

下肢奇穴

髋骨

功效 活血止痛，通利关节，舒筋活络。
主治 膝关节炎，下肢痿痹瘫。

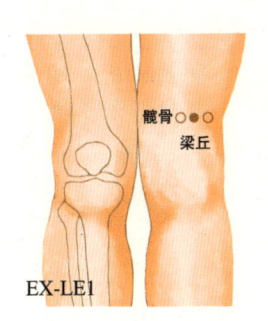

定位取法
在大腿前面下部，当梁丘穴两旁各1.5寸，一侧2穴。

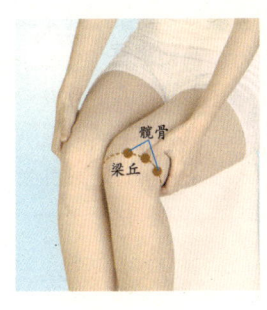

EX-LE1

简便取法
先取梁丘穴（见051页），在梁丘穴两侧各二指定位法的距离（1.5寸）处即髋骨穴。

鹤 顶

功效 活血止痛，通利关节，舒筋活络。
主治 膝关节肿痛，腿足无力，鹤膝风，脚气。

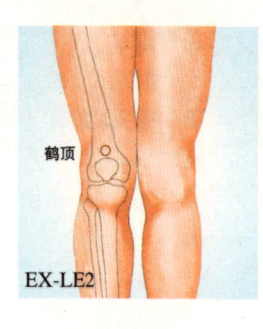

定位取法
在膝上部，髌底的中点上方凹陷处。

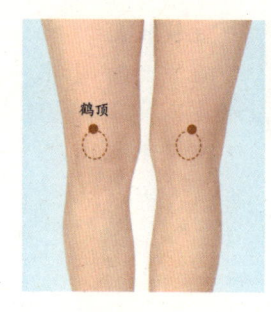

EX-LE2

简便取法
膝部正中骨头上缘正中凹陷处即鹤顶穴。

百虫窝

功效 祛风止痒，驱蛔杀虫。
主治 皮肤瘙痒，风疹，下部生疮，蛔虫病。

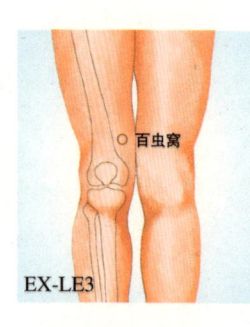

定位取法
屈膝，在大腿内侧，髌底内侧端上3寸，即血海穴上1寸处。

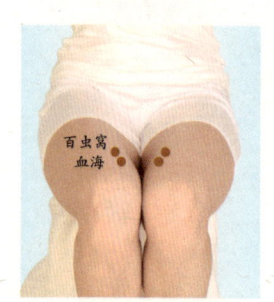

EX-LE3

简便取法
血海穴（见059页）上1横指距离（1寸）处即百虫窝穴。

内膝眼

功效 祛风除湿，舒利关节，活络止痛。
主治 膝关节周围炎，鹤膝风，下肢运动障碍。

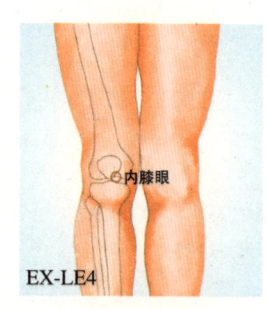

定位取法
屈膝，在髌韧带内侧凹陷处。

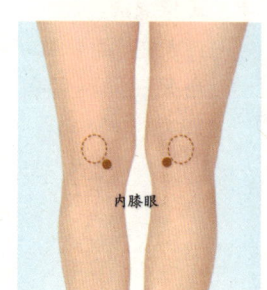

EX-LE4

简便取法
坐位，微伸膝关节，膝盖下内侧可看见一凹陷处即内膝眼穴。

外膝眼

功效 祛风除湿，舒利关节，活络止痛。
主治 膝关节周围炎，鹤膝风，脚气，腿痛。

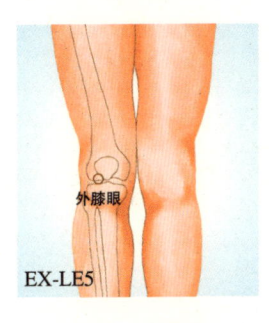

定位取法
屈膝，在髌韧带外侧凹陷处。

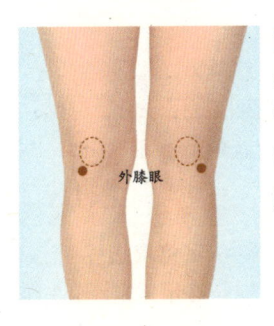

EX-LE5

简便取法
坐位，微伸膝关节，膝盖下外侧可看见一凹陷处即外膝眼穴。

胆囊

功效 清热利胆，驱虫安蛔，柔肝止痛。
主治 胆囊炎，胆石症，胆道蛔虫症，胆绞痛，胁痛，下肢痿痹。

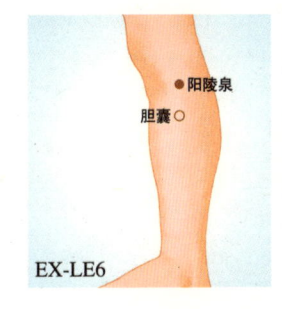

定位取法
在小腿外侧上部，当腓骨小头前方凹陷处（阳陵泉穴）直下2寸。

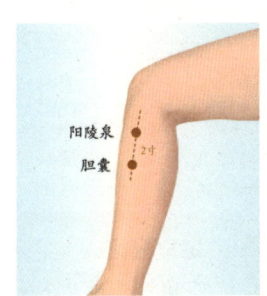

EX-LE6

简便取法
小腿外侧上部，阳陵泉穴（见135页）直三指定位法的距离（2寸）处即胆囊穴。

阑尾

功效 清肠消炎，散积消食，通络止痛。
主治 急、慢性阑尾炎，胃脘疼痛，消化不良，下肢痿痹。

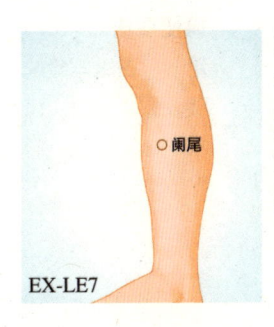

定位取法
在小腿前侧上部，当犊鼻穴下5寸，胫骨前缘旁开1横指。

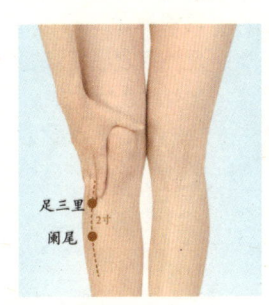

EX-LE7

简便取法
足三里穴（见051页）向下三指定位法的距离（2寸）处即阑尾穴。

内踝尖

功效 泻火止痛，舒利关节。
主治 牙痛，扁桃体炎，足内侧缘痉挛。

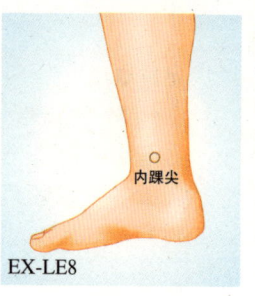

定位取法
在足内侧面，内踝的凸起处。

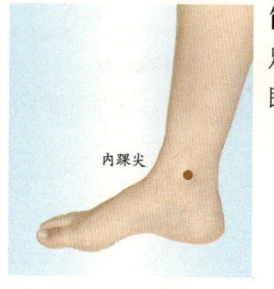

EX-LE8

简便取法
足内踝之最高点处即内踝尖穴。

外踝尖

功效 泻火止痛，舒利关节。
主治 牙痛，脚气，偏瘫。

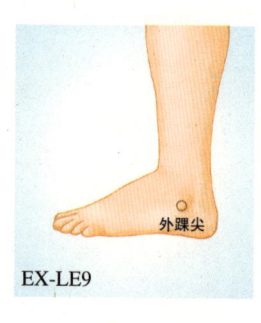

定位取法
在足外侧面，外踝的凸起处。

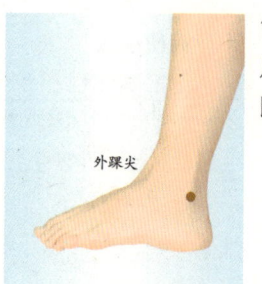

EX-LE9

简便取法
足外踝之最高点处即外踝尖穴。

八 风

功效 消肿止痛，清热解毒，通络调经。
主治 足跗肿痛，脚弱无力，头痛，牙痛，疟疾，毒蛇咬伤，足趾青紫，月经不调。

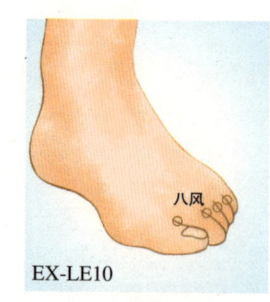

定位取法
在足背侧，第1至第5趾间，趾蹼缘后方赤白肉际处，一侧4穴，左右共8穴。

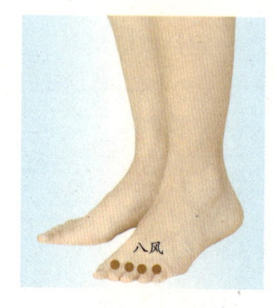

EX-LE10

简便取法
足5趾各趾间缝纹头处即八风穴。

独 阴

功效 平肝熄风，调理冲任，理气调经。
主治 心痛，胸胁痛，呕吐，吐血，死胎，月经不调，疝气。

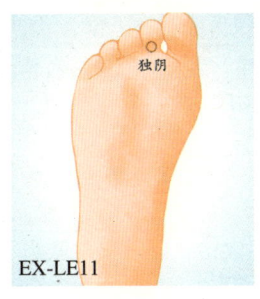

定位取法 在足第2趾的跖侧远侧趾间关节的中点。

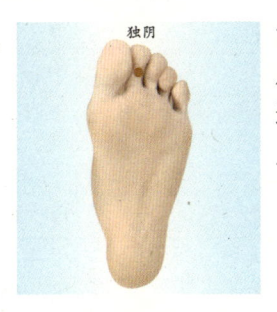

EX-LE11

简便取法 足掌面，第2足趾远端趾关节横纹中点处即独阴穴。

气 端

功效 舒筋活络，熄风开窍，消肿止痛。
主治 脑卒中，急救，足趾麻木，脚背红肿、疼痛。

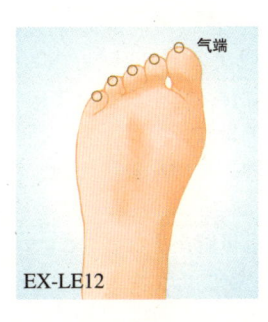

定位取法 在足十趾尖端，距趾甲游离缘0.1寸，左右共10穴。

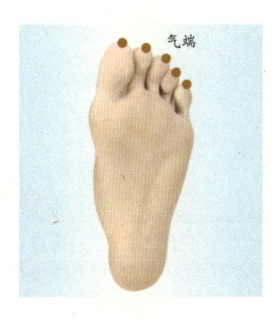

EX-LE12

简便取法 在足趾，五趾端的中央，距趾甲游离缘0.1寸即气端穴。

附录1 常见病症取穴操作速查表

病症	取穴	操作方法
感冒	大椎、风池、曲池、外关、合谷	采用拇指指腹依次按揉上述穴位，以局部酸胀为度，每个穴位3～5分钟，每天1次
咳嗽	中府、天突、列缺	中府、列缺采用拇指指腹按揉，天突采用拇指向胸骨内下方按压，以局部酸胀为度，每个穴位3～5分钟，每天1次
头痛	风池、印堂、太阳、率谷、合谷	采用拇指指腹依次按揉上述穴位，以局部酸胀为度，每个穴位3～5分钟，每天1次
头晕	风池、天柱、太阳、合谷、太冲	采用拇指指腹依次按揉上述穴位，以局部酸胀为度，每个穴位3～5分钟，每天1次
失眠	百会、四神聪、风池、太阳、神门	百会、四神聪采用示指或中指指腹按揉，风池、太阳、神门采用拇指指腹按揉，以局部酸胀为度，每个穴位2～3分钟，每天1次
神经衰弱	百会、四神聪、神门、内关、印堂、中脘	百会、四神聪采用示指或中指指腹按揉，神门、内关、印堂采用拇指指腹依次按揉，以局部酸胀为度，每个穴位2～3分钟，中脘采用艾条悬灸10～15分钟，每天1次
牙痛	合谷、颊车、下关	采用拇指指腹依次按揉上述穴位，以局部酸胀为度，每个穴位3～5分钟，每天1次
咽喉肿痛	少商、商阳、廉泉、鱼际	少商、商阳采用拇指指尖掐揉10～15下，廉泉采用拇示二指揪痧的方法，至局部发红、发紫为度，鱼际采用拇指指腹按揉3～5分钟，以局部酸胀为度，每天1次
鼻炎	迎香、印堂、风池、合谷	迎香采用拇指指腹或大鱼际沿鼻唇沟搓揉穴位3～5分钟，以局部发红发热、鼻部通气改善为度。印堂、风池、合谷采用拇指指腹依次按揉，以局部酸胀为度，每个穴位3～5分钟，每天1次
胸闷	内关、膻中	内关采用拇指指腹按揉3～5分钟，以局部酸胀为度，膻中采用双手交叉相扣，以手掌大鱼际上下推擦3～5分钟，以局部发红、发热为度，每天1次
心悸	内关、郄门、巨阙、膻中	内关、郄门、巨阙采用拇指指腹按揉3～5分钟，以局部酸胀为度，膻中采用双手交叉相扣，以手掌大鱼际上下推擦3～5分钟，以局部发红、发热为度，每天1次
胃脘痛	中脘、梁门、内关、足三里	采用拇指指腹依次按揉上述穴位，以局部酸胀为度，每个穴位3～5分钟，每天1次

续表

病症	取穴	操作方法
消化不良	脾俞、胃俞、中脘、内关、足三里	采用拇指指腹依次按揉上述穴位，以局部酸胀为度，每个穴位3~5分钟，每天1次
胃痉挛	筋缩、中脘、梁门、内关、足三里	先在筋缩上下寻找压痛点，强刺激按压2~3分钟，以胃痉挛缓解为度，然后采用拇指指腹依次按揉中脘、梁门、内关、足三里，以局部酸胀为度，每个穴位3~5分钟，每天1次
胁肋疼痛	期门、支沟、阳陵泉、太冲	采用拇指指腹依次按揉上述穴位，以局部酸胀为度，每个穴位3~5分钟，同时可配合用手掌沿肋间隙前后推擦3~5分钟，每天1次
胆囊炎	胆囊、日月、阳陵泉	先在胆囊穴上下寻找压痛点，强刺激按压2~3分钟，以疼痛缓解为度，然后采用拇指指腹依次按揉日月、阳陵泉，以局部酸胀为度，每个穴位3~5分钟，每天1次
呃逆	攒竹、翳风、中脘、内关、足三里	嘱患者深吸气后屏气，用双手点压双侧攒竹2~3分钟，同法点压翳风，然后采用拇指指腹依次按揉中脘、内关、足三里，以局部酸胀为度，每个穴位3~5分钟，每天1次
恶心、呕吐	中脘、内关、足三里	采用拇指指腹依次按揉中脘、内关、足三里，以局部酸胀为度，每个穴位3~5分钟，每天1次
嗳气	内关、足三里、合谷、太冲	采用拇指指腹依次按揉内关、足三里、合谷、太冲，以局部酸胀为度，每个穴位3~5分钟，每天1次
腹痛	中脘、天枢、足三里、三阴交	采用拇指指腹依次按揉中脘、天枢、足三里、三阴交，以局部酸胀为度，每个穴位3~5分钟，每天1次
便秘	天枢、丰隆、支沟	采用拇指指腹依次按揉天枢、丰隆、支沟，以局部酸胀为度，每个穴位3~5分钟，每天1次
泄泻	天枢、上巨虚、水分、阴陵泉	采用拇指指腹依次按揉天枢、上巨虚、水分、阴陵泉，以局部酸胀为度，或用艾条悬灸法，每个穴位3~5分钟，每天1次
阑尾炎	阑尾、天枢、上巨虚	先在阑尾穴上下寻找压痛点，强刺激按压2~3分钟，以疼痛缓解为度，然后采用拇指指腹依次按揉天枢、上巨虚，以局部酸胀为度，每个穴位3~5分钟，每天1次
疝气	大敦、曲泉、足三里、三阴交	采用艾条悬灸法，重点灸大敦，每个穴位5~10分钟，每天1次

续表

病 症	取 穴	操作方法
小便不利	中极、膀胱俞、三阴交	采用拇指指腹依次按揉中极、膀胱俞、三阴交，以局部酸胀为度，或用艾条悬灸法，每个穴位3～5分钟，每天1次
痛经	三阴交、合谷、十七椎	先在十七椎穴上下寻找压痛点，强刺激按压2～3分钟，以疼痛缓解为度，然后采用拇指指腹按揉三阴交、合谷，以局部酸胀为度，每个穴位3～5分钟，每天1次
月经不调	关元、三阴交	采用拇指指腹依次按揉关元、三阴交，以局部酸胀为度，每个穴位3～5分钟，每天1次
产后缺乳	少泽、膻中、足三里	少泽采用拇指指甲掐揉2～3分钟，或采用艾条悬灸法；膻中采用双手交叉相扣，以手掌大鱼际上下推擦3～5分钟，以局部发红、发热为度；足三里采用拇指指腹按揉3～5分钟，以局部酸胀为度，每天1次
胎位不正	至阴	采用艾条悬灸法10～15分钟，同时配合膝胸卧位
遗精	百会、四神聪、肾俞、太溪	百会、四神聪采用示指或中指指腹按揉，肾俞、太溪采用拇指指腹依次按揉，以局部酸胀为度，或用艾条悬灸法，每个穴位3～5分钟，每天1次
阳痿早泄	关元、肾俞	关元、肾俞采用艾条悬灸法，每个穴位10～15分钟，或采用隔附子饼灸3～5壮，每天1次

附录 2 生活保健取穴操作速查表

保健功效	取穴	操作方法
缓解工作疲劳	百会、印堂、关元、足三里	百会、印堂采用示指或中指指腹按揉，关元、足三里采用拇指指腹按揉，以局部酸胀为度，或用艾条悬灸法，每个穴位3~5分钟，每天1次
缓解脑疲劳	百会、风池、印堂、太阳、天柱	百会、印堂、太阳采用示指或中指指腹按揉，风池、天柱采用拇指指腹按揉，以局部酸胀为度，每个穴位3~5分钟，每天1次
缓解运动疲劳	曲池、合谷、委中、承山、阳陵泉、大杼、肾俞	采用拇指指腹依次按揉曲池、合谷、委中、承山、阳陵泉、大杼、肾俞，以局部酸胀为度，每个穴位3~5分钟
缓解性生活疲劳	肾俞、命门、关元、三阴交	肾俞、命门采用拳背搓揉，关元采用掌根按揉，三阴交采用拇指点揉，每个穴位3~5分钟；或采用艾条温灸法，至局部温热舒适为度，每个穴位10~15分钟
美容	足三里、太冲、颧髎、四白、迎香	颧髎、四白、迎香采用示指或中指指腹按揉，足三里、太冲采用拇指指腹按揉，以局部酸胀为度；或采用艾条温灸法，至局部温热舒适为度，每个穴位3~5分钟，每天1次
益气养血	脾俞、胃俞、中脘、足三里、三阴交	采用拇指指腹依次按揉脾俞、胃俞、中脘、足三里、三阴交，以局部酸胀为度；或采用艾条温灸法，至局部温热舒适为度，每个穴位3~5分钟，每天1次
培本固元	神阙、关元、气海、肾俞、命门	采用艾条温灸法依次温灸神阙、关元、气海、肾俞、命门，每个穴位10~15分钟；或采用隔附子饼灸，每个穴位3~5壮，每天1次
补肺气	肺俞、中府、太渊	采用拇指指腹依次按揉肺俞、中府、太渊，以局部酸胀为度，每个穴位3~5分钟，每天1次
宽胸理气	内关、膻中	内关采用拇指指腹按揉3~5分钟，以局部酸胀为度，膻中采用双手交叉相扣，以手掌大鱼际上下推擦3~5分钟，以局部发红、发热为度，每天1次
健脾益气	脾俞、中脘、关元、足三里	脾俞采用拳背搓揉，中脘、关元采用掌根按揉，足三里采用拇指指腹按揉，每个穴位3~5分钟，以局部酸胀为度；或采用艾条温灸法，每个穴位5~8分钟，每天1次

续表

保健功效	取穴	操作方法
健脾和胃	脾俞、胃俞、中脘、足三里	脾俞、胃俞采用拳背搓揉，中脘采用掌根按揉，足三里采用拇指指腹按揉，每个穴位3～5分钟，以局部酸胀为度；或采用艾条温灸法，每个穴位5～8分钟，每天1次
清脑安神	百会、神庭、太阳、风池	采用拇指指腹依次按揉百会、神庭、太阳、风池，以局部酸胀为度，每个穴位3～5分钟，每天1次
养心安神	心俞、内关、神门	采用拇指指腹依次按揉心俞、内关、神门，以局部酸胀为度，每个穴位3～5分钟，每天1次
清心除烦	大陵、劳宫、膻中	大陵、劳宫采用拇指指腹按揉，每个穴位3～5分钟，以局部酸胀为度，膻中采用双手交叉相扣，以手掌大鱼际上下推擦3～5分钟，以局部发红、发热为度，每天1次
疏肝理气	期门、太冲、合谷	太冲、合谷采用拇指指腹按揉，每个穴位3～5分钟，以局部酸胀为度，期门采用手掌小鱼际沿肋间隙前后推擦3～5分钟，以局部发红、发热为度，每天1次
补肝养血	肝俞、脾俞、太冲、足三里	采用拇指指腹依次按揉肝俞、脾俞、太冲、足三里，以局部酸胀为度，每个穴位3～5分钟，每天1次
疏肝利胆	肝俞、胆俞、阳陵泉、太冲	采用拇指指腹依次按揉肝俞、胆俞、阳陵泉、太冲，以局部酸胀为度，每个穴位3～5分钟，每天1次
补肾填精	肾俞、关元、太溪	采用拇指指腹依次按揉肾俞、关元、太溪，以局部酸胀为度；或采用艾条温灸法，至局部温热舒适为度，每个穴位3～5分钟，每天1次。肾俞、关元还可采用隔附子饼灸或隔姜灸5～10壮
温肾助阳	肾俞、命门、关元	采用拇指指腹依次按揉肾俞、命门、关元，以局部酸胀为度；或采用艾条温灸法，至局部温热舒适为度，每个穴位3～5分钟，或采用隔附子饼灸5～10壮，每天1次
滋阴补肾	肾俞、太溪、三阴交	采用拇指指腹依次按揉肾俞、太溪、三阴交，以局部酸胀为度，每个穴位3～5分钟，每天1次
男性生殖保健	肾俞、命门、腰阳关、关元	采用拇指指腹依次按揉肾俞、命门、腰阳关、关元，以局部酸胀为度；或采用艾条温灸法，至局部温热舒适为度，每个穴位3～5分钟，每天1次
女性生殖保健	肾俞、关元、三阴交	采用拇指指腹依次按揉肾俞、关元、三阴交，以局部酸胀为度，每个穴位3～5分钟，每天1次
养血调经	足三里、三阴交、关元	采用拇指指腹依次按揉足三里、三阴交、关元，以局部酸胀为度，每个穴位3～5分钟，每天1次

续表

保健功效	取穴	操作方法
眼保健	睛明、鱼腰、丝竹空、瞳子髎	采用示指或中指指腹依次按揉睛明、鱼腰、丝竹空、瞳子髎，以局部酸胀为度，每个穴位3~5分钟，每天1次
耳保健	耳门、听宫、听会、翳风、风池、中渚	采用示指或中指指腹依次按揉耳门、听宫、听会，用拇指指腹依次按揉翳风、风池、中渚，以局部酸胀为度，每个穴位3~5分钟，每天1次
鼻保健	迎香、印堂、风池	迎香采用拇指指腹或大鱼际沿鼻唇沟搓揉穴位3~5分钟，以局部发红发热、鼻部通气改善为度，印堂、风池采用拇指指腹依次按揉，以局部酸胀为度，每个穴位3~5分钟，每天1次
咽喉保健	廉泉、照海	廉泉采用拇示二指揪痧的方法，至局部发红、发紫为度，照海采用拇指指腹按揉3~5分钟，以局部酸胀为度，每天1次
颈椎保健	风池、天柱、大椎、肩井	采用拇指指腹依次按揉风池、天柱、大椎、肩井，以局部酸胀为度，每个穴位3~5分钟，每天1次
腰椎保健	肾俞、命门、大肠俞、委中	采用拇指指腹依次按揉肾俞、命门、大肠俞、委中，以局部酸胀为度，每个穴位3~5分钟，每天1次
膝关节保健	血海、梁丘、犊鼻、阴陵泉、阳陵泉	采用拇指指腹依次按揉血海、梁丘、犊鼻、阴陵泉、阳陵泉，以局部酸胀为度，每个穴位3~5分钟，每天1次